中国抗癌协会食管癌专业委员会

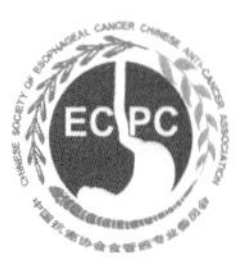

食管癌患者

整合诊疗与康复指导手册

名誉主编 ◎ 樊代明 赫 捷

主　　编 ◎ 毛友生

天津出版传媒集团

天津科学技术出版社

图书在版编目（CIP）数据

食管癌患者整合诊疗与康复指导手册 / 毛友生主编. -- 天津 : 天津科学技术出版社, 2024.4

ISBN 978-7-5742-1925-0

Ⅰ. ①食… Ⅱ. ①毛… Ⅲ. ①食管癌－诊疗－手册②食管癌－康复－手册 Ⅳ. ①R735.1-62

中国国家版本馆 CIP 数据核字(2024)第 063424 号

食管癌患者整合诊疗与康复指导手册

SHIGUAN'AI HUANZHE ZHENGHE ZHENLIAO YU KANGFU ZHIDAO SHOUCE

责任编辑：张建锋

责任印制：赵宇伦

出　　版：天津出版传媒集团 / 天津科学技术出版社

地　　址：天津市西康路 35 号

邮　　编：300051

电　　话：（022）23332390

网　　址：www.tjkjcbs.com.cn

发　　行：新华书店经销

印　　刷：北京康利胶印厂

开本 787×1092　1/32　印张 5.25　字数 110 000

2024 年 4 月第 1 版第 1 次印刷

定价：68.00 元

编委会

前言
PREFACE

食管癌是我国高发恶性消化道肿瘤之一。我国食管癌患者 90% 以上为食管鳞癌。近年我国癌症登记数据显示食管癌新发病例约 22.40 万、死亡病例约 18.75 万，占全球食管癌新发病例的 43.85%、死亡病例的 42.10%，因此，我国食管癌的疾病负担很重。

食管是连接咽部和胃的重要食物通道，跨颈、胸、腹三个区域，其周围有众多重要组织结构和器官相伴行。早期食管癌症状不明显，而一旦出现吞咽不顺或疼痛等症状已是中晚期。因此，以手术为主的综合治疗是目前中晚期食管癌的重要治疗方式，大部分患者需要术前新辅助放化疗或化疗，然后手术切除大部分食管再用胃或空肠/结肠等代替物吻合重建消化道。因此，大部分食管癌手术需要在颈部、胸部和腹部进行操作，手术过程复杂，时间长，风险大，术后并发症多。由于以手术为主的综合治疗对消化道结构和功能损害严重，相对其他肿瘤食管癌术后生活质量较差，营养吸收不佳，体重维持不理想。但如果通过筛查早期发现早期内镜下切除治疗，效果要好得多。因此，食管癌需要广大民众知晓病因和积极参与筛查及早诊早治，位于黏膜层的早期食管癌通过内镜切除病变，不但创伤小，治疗效果好，花费低，而且生活质量高。但中晚期食管癌的治疗和康复创伤大，花费多，有复发转移风险且生活质量差。也需要患者和家属予以更多的配合和理解及支持。

鉴于既往食管癌患者和家属对于就医、诊断、检查、治疗方案选择、术后康复及营养状况维持等多方面的问题，中国抗癌协会食管癌专业委员会组织全国知名专家以科普书的形式编写了这本《食管癌患者整合诊疗与康复指导手册》，其目的是为患者和家属介绍食管癌的基本知识、概念及答疑解惑。本书内容简洁，图文并茂，通俗易懂。内容涵盖食管的结构与功能、食管癌的病因、如何预防和早诊早治、如何检查明确疾病性质和期别的早晚、如何选择正确和有效的治疗方案、如何顺利康复及如何维持术后的营养状况等。相信本书能为食管癌患者就医、治疗及康复提供帮助。但作为科普书籍，食管癌专业委员会特此声明：本书属于科普书籍而非专业领域指导书籍，不能作为处理任何医疗纠纷的依据。如有不妥当之处，请广大读者多提宝贵意见，后续再改进。

中国抗癌协会食管癌专业委员会

目录

CONTENTS

第一部分

基本知识

第一章

食管的结构与功能

一、食管的结构详解

1. 食管的位置与分段

食管是组成人体上消化道的重要管状结构，连接下咽与胃贲门部。是食物进入消化道的重要通道。成人食管的长度约为 25 cm，口咽起始部约距门齿 15 cm，食管胃连接部（贲门）与门齿的距离约 40 cm。

食管可以分为以下五段：

颈段食管：下咽部起始，向下延伸至胸骨切迹平面的胸廓入口，内镜检查时，这段距离门齿 15~20 cm。

胸上段食管：从胸廓入口至奇静脉弓下缘水平，内镜检查这段距门齿 20~25 cm。

胸中段食管：从奇静脉弓下缘至下肺静脉水平，内镜检查这段距门齿 25~30 cm。

胸下段食管：从下肺静脉水平至食管胃交界部，内镜检查这段距门齿 30~40 cm。

腹段食管：从食管裂孔至贲门，内镜检查这段距门齿 40~42 cm。

食管的位置相对固定，但在进行吞咽、仰头、呼吸等动作时，其位置可上下活动（腹段食管可移动 1~3 cm ）。如果食管受到外界因素损伤，如手术、放疗、外伤等，其活动度会下降。

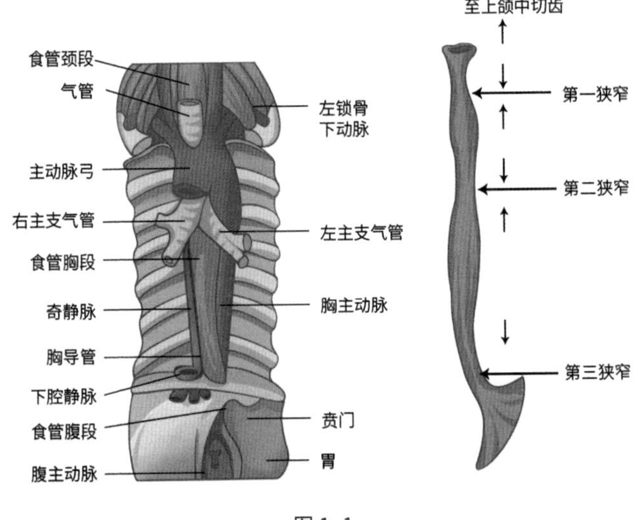

图 1-1

2. 食管的组织构成

食管壁厚 3~4 mm，组织学上共有 4 层结构，分别是黏膜层、黏膜下层、肌层与外膜（纤维）层。

黏膜层：包括复层鳞状上皮层、固有层及黏膜肌层；当肿瘤出现在这一层时，可以通过内镜下黏膜切除手术进行治疗。

黏膜下层：由疏松结缔组织组成，内有血管、淋巴管和神经丛；肿瘤一旦侵犯到这一层，就有可能发生淋巴结转移，因此需要特别关注。

肌层：分两层，内层是环行肌，外层是纵行肌。食管上段起始部为横纹肌，中下段逐渐过渡为平滑肌，肌层收缩产生蠕动，帮助食物顺利进入胃内。

外膜（纤维）层：由较薄的纤维结缔组织，包绕着肌层，形成食管的外膜，但不是浆膜结构。

3. 食管的狭窄与弯曲特点

食管的结构并不完全是直的，在某些部位会有自然的狭窄和弯曲。食管共有 3 个生理狭窄：

第 1 狭窄为食管起始处，由环咽肌收缩所致，距门齿约 15 cm 处，相当于第 6 颈椎下缘水平，为食管最狭窄部位，容易嵌顿异物。

第 2 狭窄为食管在左主支气管的后方交叉处，距门齿约 25 cm，相当于第 4、5 胸椎水平。

第 3 狭窄为食管通过膈的食管裂孔处，距门齿约 40 cm，食管受到膈肌与膈肌角的收缩影响，管腔变窄。

在静息状态，食管狭窄部约 1.35 cm 宽，粗大部约 1.88 cm 宽，膈上约 2.2 cm；食管进食膨胀时，内径可达到 3 cm。食管大部在脊柱前方，自上而下呈 3 个弯曲，下颈部与上胸部食管稍向左偏，离气管边缘 4~6 mm，然后再向右，相当于第 5 胸椎移行至正中线，第 7 胸椎处食管又再度向左前方弯曲，绕过降主动脉，穿过膈肌经食管裂孔到达贲门。

二、食管的功能

1. 食物的输送通道

食管接续我们的喉咽，毗邻心肺，经后纵隔穿过胸腔，与胃相续。由于食管上段由横纹肌构成，食管伴随吞咽有强大的蠕动功能。食管通过自身的蠕动及黏液分泌参与吞咽过程，伴随食管上段括约肌和下段括约肌有节律的舒张和收缩，完成食物由口咽至胃的输送。在正常情况下，食物从咽部到达胃的贲门所需时间是：流质食物约 4 s，固体食物 6~9 s。因此，过烫食物（>60℃）和刺激性食物（高度白酒等）在通过食管时会损伤食管黏膜。在异物、炎症、肿瘤等情况下，食物输送就会受阻，会出现吞咽不顺和吞咽疼痛等症状。

2. 食管的抗反流机制

食管下段近贲门处虽然在解剖学上不存在所谓的括约肌，但是存在一段 3~5 cm 长的高压区，较正常胃内压高 5~10 mmHg。生理条件下，这一高压区有阻止胃内容物反流进入食管的作用，起类似括约肌作用，称为食管下括约肌（功能）。当某些原因比如过度肥胖使抵抗反流的功能下降或消失时，胃内的胃酸就很容易反流到食管，甚至咽喉部，严重时可引起食管糜烂、食管溃疡，并有可能发生食管的复层鳞状上皮向柱状上皮化生，发展为 Barrett 食管。

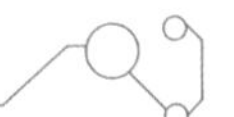

你知道吗？

1. 食管在人体的哪个位置？

食管是消化管道的重要组成部分，上端连接下咽，下端穿过膈肌的食管裂孔连接胃，中间穿过后纵隔，即胸腔内两肺中间的区域，在气管和心脏后方，有胸降主动脉伴行，沿脊柱左前方向下穿食管裂孔进入腹腔，所以食管是贯穿人体颈部、胸部和腹部的长形管道结构。因此，切除食管的手术常常要涉及颈部、胸部、腹部三个区域，创伤较大。

2. 除了完成进食输送食物，食管还有哪些鲜为人知的功能？

食管是人体重要的消化器官，其主要功能是帮助运输食物进入胃部。那么食管还有哪些其他功能呢？

食管具有良好的蠕动功能：正常食管有两种蠕动运动，一种为原发性蠕动，一般由吞咽引起，始于咽食管的连接处，沿食管向下移动；另一种为继发性蠕动，始于食管上括约肌以下的食管本身而非咽食管连接处，由食物扩张食管，引起食管自身平滑肌产生蠕动，促进食管内食物全部排入胃内。

食管有非常重要的抗反流机制：食管下段的壶腹部存

在 3~5 cm 的高压区，由于食管下段括约肌收缩，在静息时处于关闭状态，可有效地阻止胃酸、食物逆流。当暴饮暴食时，受扩张胃的牵拉，下段食管括约肌缩短，达到临界长度（1~2 cm）时，就会发生胃内容物的反流。

食管具有研磨食物和分泌黏液的功能：当食物在食管中转运时，受食管蠕动波的影响，食管内压力升高，食物在食管平滑肌的挤压、研磨的作用下变为较小的便于运输的形状。此外，食管的黏膜可以分泌黏液，虽然食管分泌的黏液不包含消化酶，但是可以与食物混合，起到润滑作用，使食物的通过更为流畅。

食管是维持人体正常消化功能的必不可少的器官，是食物进入胃肠进行消化的重要通道。为了保护食管的健康、预防食管癌的发生，我们平时要注意规律饮食，戒烟戒酒，避免进食过烫的食物和粗糙的食物。

第二章
食管癌的定义与临床表现

一、什么是食管癌?

食管癌指起源于食管黏膜上皮的消化道恶性肿瘤，在我国，其发病率和病死率分居恶性肿瘤的第六位和第五位，均高于世界平均水平，我国食管癌病人占世界总患者的近一半。食管癌常见的病理类型为鳞癌（鳞状细胞癌）和腺癌，我国 90% 以上为鳞癌。

二、食管癌的临床表现

1. 食管癌的症状

食管癌早期症状不明显，常有胸部或颈部异物感，吞咽硬质食物时有停滞感、哽噎感，胸骨后烧灼痛或刺痛，症状时轻时重。

中晚期典型症状为进行性吞咽困难，出现持续性胸痛、背痛常提示肿瘤突破食管侵犯周围组织；若癌肿压迫或侵犯喉返神经，可出现声音嘶哑、饮水呛咳；压迫颈交感神经，可表现为 Horner 综合征（受累侧瞳孔缩小、眼睑下垂和出汗减少）；侵犯气管、支气管，会出现明显的咳嗽、呼吸困难等症状，病变继续发展，形成食管 - 气管瘘或食管 - 支气管瘘，会出现进食时剧烈呛咳，伴严重的呼吸系统感染。若发生远处转移，可出现相应受侵器官的症状。

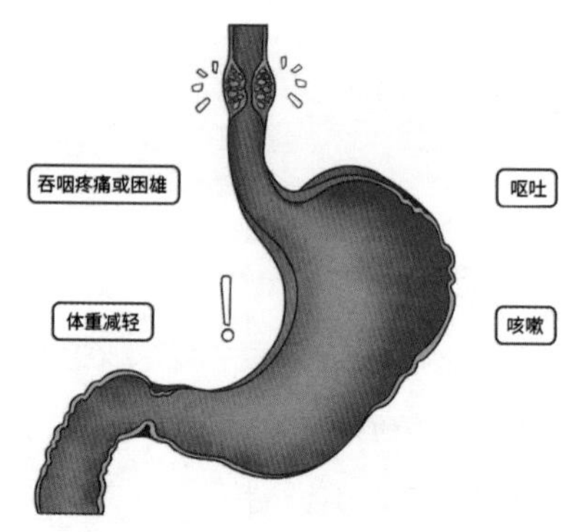

图 1-2

2. 食管癌的体征表现

早期食管癌患者多数无明显阳性体征。在体检时，医生会特别关注双侧颈部淋巴结及锁骨上淋巴结有无肿大，是否存在肝脏、腹腔肿块或腹腔积液等，如果体检中发现异常情况，建议及时完善相关检查，以明确诊断。

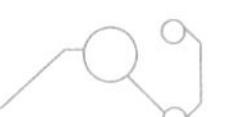

你知道吗？

1. 食管癌早期有哪些表现是我们不能忽视的？

食管癌早期症状不明显，常有食管异物感，吞咽较硬食物时有停滞感、哽噎感，胸骨后烧灼样、针刺或牵拉样疼痛，症状可间断出现，自行缓解或减轻，但是我们不能轻视，须及时进行专科体检或就医，必要时完善胃镜、胸部CT等检查。

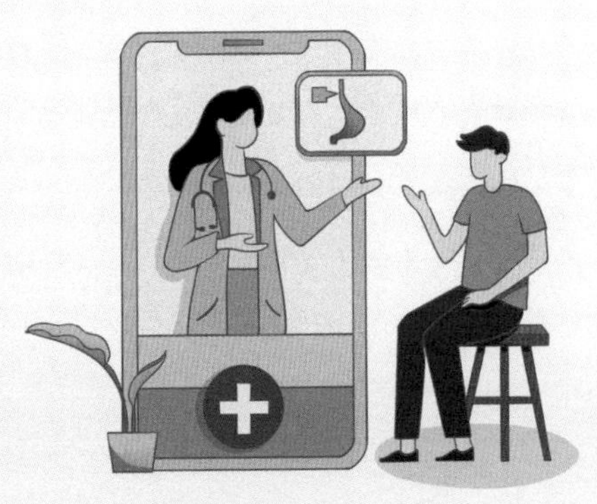

2. 食管癌中晚期有哪些典型的表现?

中晚期食管癌是指食管癌侵犯到固有肌层、食管的外膜或周围组织，甚至出现身体其他部位的远处转移。典型症状包括持续胸骨后疼痛，进行性吞咽困难，以及呕血、黑便、消瘦、食欲不振等。中晚期食管癌根据不同的病理形态，吞咽困难的程度和出现时间不同，其病理形态包括：髓质型、蕈伞型、溃疡型、缩窄型、腔内型。髓质型最多见，向腔内外生长，会累及食管全周，根据病变长度表现为不同程度的吞咽困难；溃疡型表现为管壁的深溃疡，常累及食管周围组织，可伴有吞咽疼痛，吞咽困难出现较晚；缩窄型由于纤维组织增生、食管环周瘢痕化，会较早出现明显的咽下困难，伴有上端食管扩张、进食呕吐等表现。

总之，出现吞咽或其他与食管癌相关的症状一定要引起重视，及时就医。

第三章 食管癌的发病情况

食管癌是常见的消化道恶性肿瘤之一，其发病具有显著的地域差异，世界上大约80%的食管癌分布在发展中国家。在病理分型上，食管癌主要分为食管腺癌和食管鳞癌两种，其中，食管腺癌是西方发达国家的食管癌主要类型，而食管鳞癌是发展中国家的食管癌主要类型，中国90%以上的食管癌病例是食管鳞癌。在我国，食管癌位于所有恶性肿瘤发病第六位、死亡第五位，发病与死亡病例均占全球食管癌病例的近一半，疾病负担甚重。食管癌的发病情况复杂，但有一些明显的趋势和特点。

(1) 人群分布: 我国食管癌男性发病率和死亡率约为女性的3倍，男性比女性更容易患食管癌；我国食管癌发病率和死亡率均在40岁后迅速上升，80岁后到达高峰。

(2) 地区分布: 我国食管癌发病率和死亡率存在明显的城乡差异，农村地区食管癌发病率和死亡率明显高于城市地区。分区域看，我国中西部地区的食管癌发病水平略高于东部地区。此外，我国食管癌具有明显的高发地区分布特点，主要分布于太行山系、秦岭山系及淮河水系的广大地区，其次还有广东、福建等地区。

(3) 时间趋势: 2000 年至 2016 年，我国食管癌的发病率和死亡率均呈现下降趋势，发病率年平均下降 4.2%，死亡率年平均下降 4.4%。其中，女性下降幅度大于男性，城市地区下降幅度大于农村地区。进一步按年龄分组来看，年轻组（< 40 岁）的下降幅度最大，老年组（>70 岁）的下降幅度最小。

你知道吗?

1. 在全球范围内，我国食管癌的发病水平如何?

中国是食管癌高发国家之一。在全球范围内，中国食管癌发病和死亡人数分别占到了 43.85%（根据 globocan2022 的数据，中国为 224 012 例，全球为 510 910 例）和 42.10%（根据 globocan2022 的数据，中国为 187 467 例，全球为 445 259 例）。2022 年估计中国新发食管癌病例

22.40 万，死亡病例 18.75 万。此外，我国食管癌发病还存在明显的地方特色，如太行山、苏北和闽南等地区的食管癌发病水平远高于其他地区，是食管癌高发地区。除居住环境相似之外，同一地区居民的生活习惯、饮食习惯也具有一定的相似性，如河南、河北、山西地区的居民喜高盐、热烫饮食，四川地区的居民喜火锅、腌制食品等，而饮食习惯、食物储存方式等均可能对食管癌的发病产生影响，如长期吃腌制食品、较少食用新鲜蔬菜水果等都是诱发食管癌的因素。

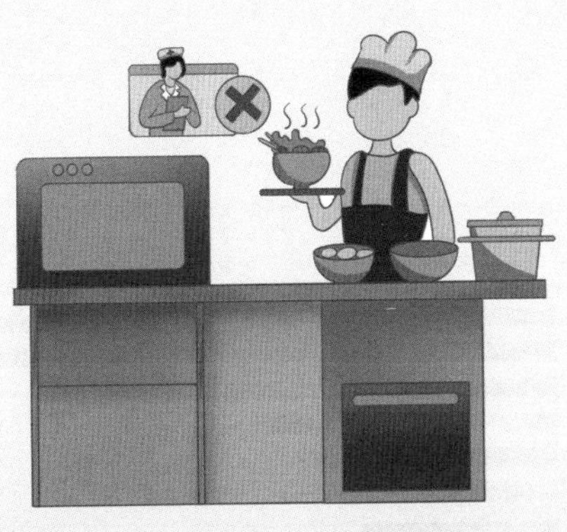

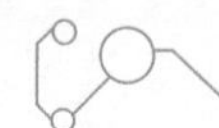

第四章
食管癌的发病原因

食管癌的病因较为复杂，一般认为与亚硝胺类化合物、长期吸烟、饮酒、不良饮食习惯等相关，并且食管癌的发病有一定的遗传易感性。总的来说，可以归为以下 7 大类因素。

化学因素：亚硝胺类化合物，香烟中含有的苯并芘、多环芳烃、亚硝基化合物。

生活和饮食习惯：吸烟、饮酒、热烫饮食（热汤、烫茶、热的油炸食品等）、进食快、饮食不规律、食用腌菜、喜吃咸食、新鲜蔬菜水果摄入少。

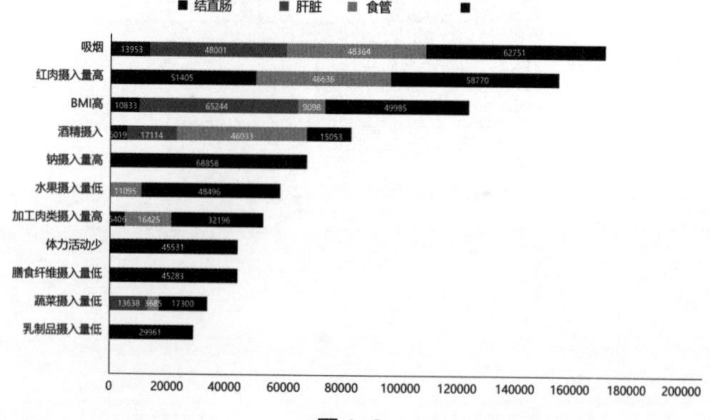

图 1-3

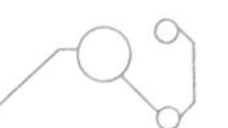

营养不良和微量元素缺乏：动物性食物和豆类蛋白质长期摄入量偏低，缺乏维生素 A、B_2、PP（烟酸式维生素 B_3）等和硒、锌等微量元素。

遗传因素：家族聚集性、易感基因、基因突变、DNA 修复通路相关遗传变异。

生物因素：真菌毒素和真菌感染、消化道菌群失调。

社会心理因素：社会经济状况差，抑郁和精神压力等可能影响机体免疫力，增加患食管癌的风险。

口腔健康：牙齿缺失、牙周炎、口腔卫生不良等也可能与食管癌的发生有一定关联。

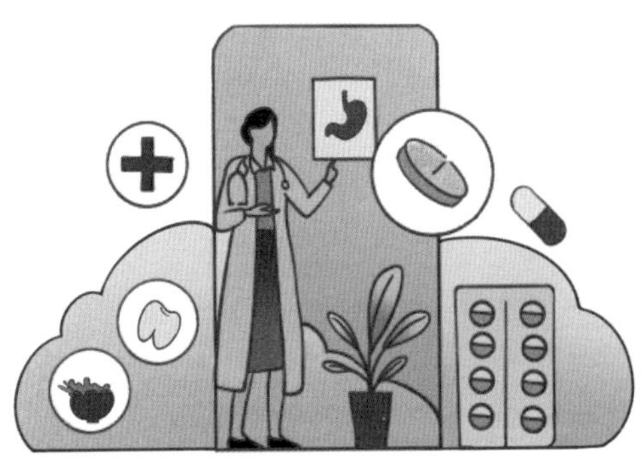

你知道吗?

1. 导致食管癌的主要因素是什么?

食管癌是由多种因素长期共同作用的结果，它的发生与地域、生活环境、饮食习惯、遗传易感性等因素均有一定的关系。虽然目前尚不能确定是哪些因素在食管癌发病过程中起主导作用，但是食管癌发病约60%归因于可改变的因素，包括吸烟(16.5%)、较多食用红肉(15.9%)、饮酒(15.7%)、较多食用经加工肉制品(5.6%)、摄入水果少(3.8%)、肥胖(3.1%)和摄入蔬菜少(1.3%)。

2. 口腔卫生不良与食管癌有关吗?

口腔卫生不良可以增加食管癌的发病风险。这是因为，当口腔卫生较差时，口腔内细菌所产生的有害物质会通过吞咽、饮水等动作随着唾液不断流入食管，刺激食管黏膜，长此以往就很有可能促进食管癌的发生。例如，口腔内的致病菌牙龈卟啉单胞菌和具核梭形杆菌感染就与食管癌有关，并可能导致食管鳞癌患者预后不良。因此，保持口腔卫生对于预防食管癌也有一定帮助。

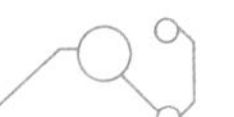

3. “趁热吃”这个习惯好不好?

中国人一直有“趁热吃”这个习惯，但是，这个习惯却可能会对食管黏膜造成很大的伤害。食管只能耐受50~60℃的温度，当食物超过这个温度时就很容易烫伤食管黏膜，久而久之，食管黏膜在反复自我修复过程中会增加癌变的风险。因此，为了保护食管健康，应该避免食用过热的食物，可以稍微凉一凉再吃。

第五章

食管癌的预防、筛查与早诊早治

预防食管癌，关键在于尽早采取措施。有些人在觉得自己出现食管癌相关症状的时候，才想起来预防，这时候可能已经晚了！早期食管癌无症状，当出现食管癌相关症状的时候很可能已经到中晚期，所以预防食管癌一定要趁早！同时建议食管癌高危人群积极参加食管癌筛查和早诊早治，以防患于未然。

一、食管癌的预防措施

戒烟限酒：吸烟、饮酒是明确的食管癌危险因素，既吸烟又饮酒的人患食管癌风险更大。因此，预防食管癌需改变不良嗜好，戒烟限酒，尤其是避免饮用高度白酒。

勿食发霉、腌制、不新鲜食物： 各种霉变食物会产生化学致癌物质，促进亚硝胺的合成，导致食管癌发生；腌制食物中含有大量的亚硝酸盐，在体内会进一步变为亚硝胺，是食管癌的重要诱发因素之一；剩菜剩饭中不仅含有亚硝酸盐，还有如黄曲霉素等更易致癌的毒物，也是诱发食管癌的帮凶之一。

吃饭“慢”一点： 尽量减少硬食物的摄入，避免进食过快。长期吃太硬的食物或吃饭速度过快，都可能会损伤食道黏膜，增加患食管癌变的风险。

吃饭“凉”一点： 避免食用过烫的食物或饮用过烫的饮品。进食过烫的食物或饮用过烫的饮品，高温会反复损伤食管黏膜，增加癌变的风险。世界卫生组织已将高于65℃的热饮列为2A级致癌物，与重金属铅同属一类。

增加蔬菜水果的摄入： 膳食中维生素A、维生素B_2、维生素C摄入不足，缺铁性贫血、蛋白质缺乏症或缺乏某些微量元素，如钼、铜、硼、锌、镁和铁等，都可能与食管癌有间接关系。这些营养物质广泛存在于新鲜的蔬果中，因此，建议多吃水果蔬菜，如猕猴桃、橘子、香蕉、胡萝卜和各种绿色蔬菜。

部分常见的2A类致癌物				
序号	英文名称	中文名称	时间（年）	亚类
1	Frying,emissions from high-temperature	油炸，高温排放	2010	2A
2	Hairdresser or barber(occupational exposure as a)	美发师或理发师(职业暴露)	2010	2A
3	Lead compounds,inorganic	无机铅化合物	2006	2A
4	Malaria(caused by infection with Plasmodium falciparum in holoendemic areas)	疟疾（高度流行地区恶性疟原虫感染引起的)	2014	2A
5	Nitrate or nitrite(ingested)under conditions that result in endogenous nitrosation	在导致内源性亚硝化条件下摄入的硝酸盐或亚硝酸盐	2010	2A
6	Non-arsenical insectides(occupational exposures in spraying and application of)	非砷杀虫剂（喷洒和使用中的职业暴露)	1991	2A
7	Petroleum refining(occupational exposures in)	石油炼制（职业暴露）	1989	2A
8	Red meat(consumption of)	红肉（摄入）	In prep.	2A
9	Shiftwork that involves circadian disruption	涉及昼夜节律打乱的轮班工作	2010	2A
10	Very hot beverages at above 65 C (drinking)	高于65 C的很热的饮料（饮用）	In prep.	2A

2A类致癌物：对人很可能致癌，此类致癌物对人致癌性证据有限，对实验动物致癌性证据充分。
In prep.：相关研究结果尚未以电子版或印刷版形式公布。

图 1-4

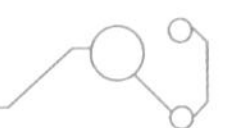

二、食管癌筛查与早诊早治

食管癌的早期发现、诊断和治疗对于提高治愈率和生存率至关重要。食管癌的发生是一个漫长过程：正常上皮→癌前病变→早期食管癌→食管癌。在这个过程中，食管癌前病变和早期食管癌的治疗效果好、生存率高，但食管癌前病变与早期食管癌没有明显症状、不易被诊断，一旦有症状，就是中晚期，治疗花费大、效果差、生存率较低。通过筛查可以早发现、早诊断食管癌前病变与早期食管癌，及时采取治疗措施，可以避免病情进一步恶化。

如果您属于食管癌高危人群，建议您定期进行食管癌内镜筛查。如果您初次内镜检查无明显异常，建议 5 年内镜复查一次；如果您初次内镜检查为低级别癌前病变，建议 1~3 年内镜复查一次；如果您初次内镜检查为高级别癌前病变和早期癌，建议及时内镜微创治疗。

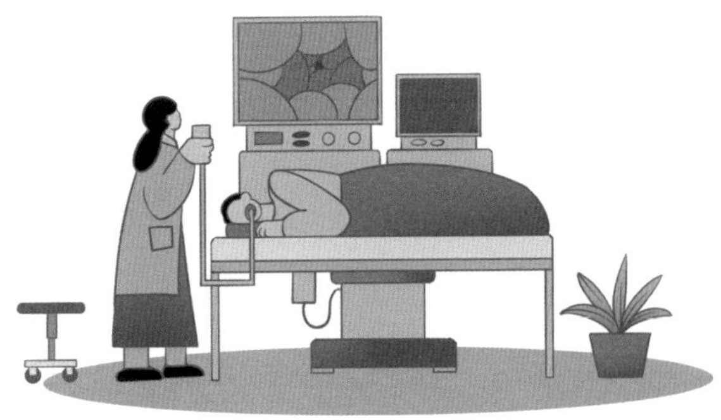

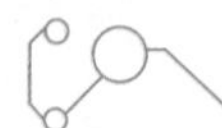

你知道吗？

哪些人是食管癌的高危对象？

食管癌高危人群界定为 45 岁以上且合并下列任何一项危险因素者。

危险因素：①长期居住于食管癌高发地区；②一级亲属中有食管癌病史；③本人有食管癌前疾病或癌前病变；④有吸烟、饮酒、热汤饮食等生活和饮食习惯。

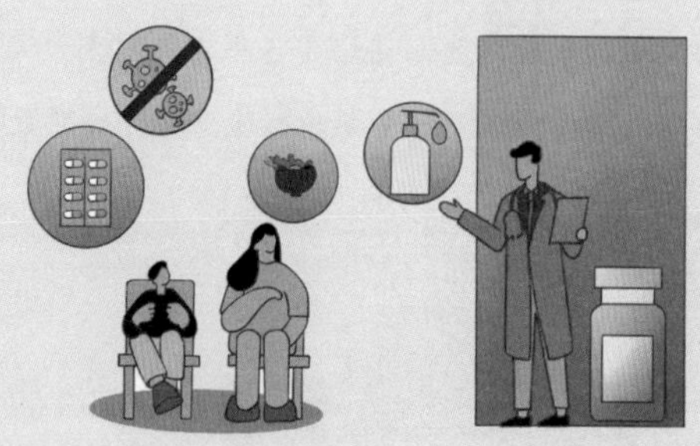

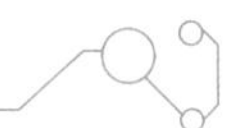

第六章 食管癌患者就医流程与指导

如果有吞咽不顺或吞咽疼痛等不适症状，这可能是食管癌的信号。因此，需要及时到医院就医。然而大医院就医是一件麻烦事，不仅过程复杂，且需要花费大量时间、精力及检查费用。因此，仔细了解食管癌就医流程能够有效提高食管癌患者就医效率。

就医流程通常分为门诊就医及住院就医两部分，本章结合患者实际需要介绍这两部分就医具体流程。

一、门诊就医流程详解

1. 选择正确的就诊科室

食管癌是胸部肿瘤常见病种之一，其主要治疗模式是以手术为主的综合治疗，包括手术、化疗、放疗等。因此，在大部分的医院首诊推荐就诊于胸外科；对专门设立有食管肿瘤病房或科室的医院，该病房或科室是本病种首选就诊科室；对于晚期无法进行手术治疗的患者，可就诊于消化肿瘤内科或者放疗科。

2. 就诊挂号流程

医院门诊挂号：患者就诊挂号通常可以在医院门诊挂号。请注意，知名医院的门诊部可能人流量较大，建议提前出发。

网上预约挂号：目前大部分医院都提供了网上预约挂号服务，操作步骤如下：

(1) 下载并安装就诊医院的APP。

(2) 填写患者就诊信息和联系方式后获取就诊预约卡和登记号。

(3) 通过该院的APP提前到网上寻找自己满意的专家并预约挂号或预约互联网门诊咨询就诊。

(4) 预约好以后，一般会收到就诊预约的通知，包括就诊时间、地点和接诊医生名字。

预约专家号：知名专家号紧张些，不容易预约，可以通过预约普通号或其他低年资的医生，先就诊，就诊时再让接诊医生预约知名专家号。

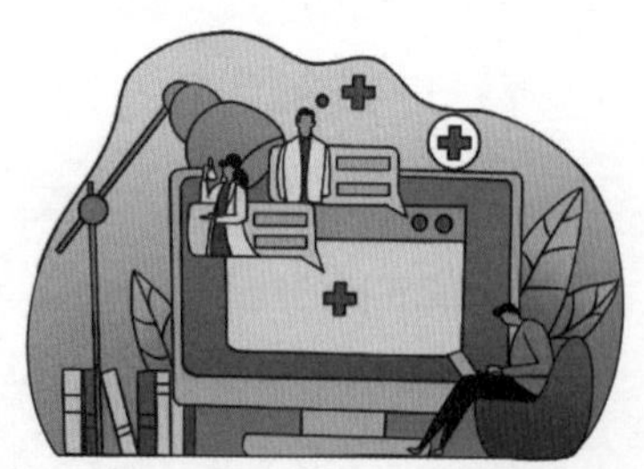

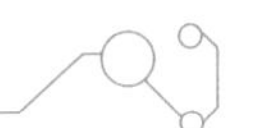

3. 门诊医生接诊流程

按时就诊：患者预约号源后要根据就诊短信通知及时到医院就诊，如果出现不能及时就诊的特殊情况，可以提前 24 小时到就诊医院 APP 上取消预约，如果不及时取消预约系统会有失信记录，导致患者下次挂号困难，同时也浪费号源，影响其他患者就诊。

病历记录：就诊后医生会详细询问现病史及既往史，进行必要的体格检查，并记录在门诊病历上。同时医生会结合患者自身情况开具相应门诊检查并预约下次门诊时间。

4. 在门诊可能需要接受哪些检查？

食管癌治疗比较复杂，门诊检查的目的是明确病变性质、了解疾病的严重程度（分期），并评估患者身体对可能需要接受治疗的承受能力。因此，门诊通常会给患者开具相应检查以明确患者病变病理类型及临床 TNM 分期。常规检查包括血液检查（肝肾功能、血常规、传染病、凝血功能），影像学检查（B 超、颈胸腹增强 CT、骨扫描、PET-CT、上消化道造影等），胃镜 + 超声内镜，肺功能，心电图。如果病人有心肺或

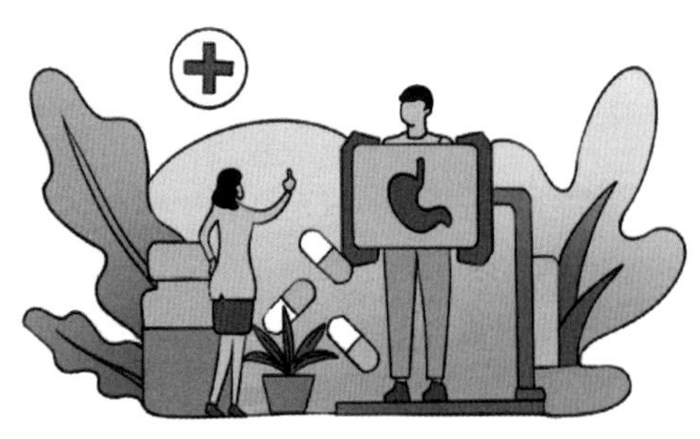

其他器官的疾病史，会需要其他特殊检查，如24小时心电图、超声心动图、冠状动脉造影、运动心肺功能、血气分析等。

二、住院就医流程

1. 住院前的准备工作

开具住院通知单：在检查完成和明确诊断及严重程度后，再次就诊时主诊医生会向患者说明病情和推荐治疗方案。依据病人的病期，可能直接手术（早中期）或转至内科先化疗或转至放疗科先放化疗（中晚期），然后再评估是否手术。完成必要的准备工作后，医生会为您开具住院通知单。

办理住院手续：患者家属凭借住院通知单，在接到通知住院短信或电话后到医院住院处办理住院手续。之后前往相应科室护士站办理住院手续。住院时需要带好个人生活用品、证件、医保卡、相关检查资料及医疗费用，同时完善相关医保手续。如是异地就医患者仍需在住院前办理异地就医转诊手续。

2. 住院后的接诊流程

办理住院手续后到指定病房去住院，进入病房后护士会先接待患者，然后通知主管医生及时查看病人，并详细询问病史，记录到住院病历内。住院病历包括患者既往疾病史和治疗史、药物过敏史、家族史、个人史等，患者住院后需如实向主管医师陈述相关病情，入院记

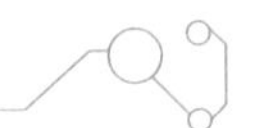

录需患者家属签字确认，一旦记录确认后不能随意更改。

3. 住院检查

主管医生会依据患者病情进一步完善相关检查（详见后续章节），并提交科室查房讨论制订治疗方案，患者需按照各个检查提示有序完成相关检查，以完成治疗前评估。

4. 手术前准备事项

患者检查完成后如需进行手术治疗，主管医生或护士将给予患者相关术前宣教，并针对患者既往疾病史如糖尿病、高血压等，给予患者相应的术前治疗和管理。因食管癌手术术中风险较高，术前医生会向家属详细交代病情和手术相关并发症，并请患者家属签字确认是否接受手术，此时，患者和家属有不明白之处需要及时与主管医生沟通交流，以免术后出现并发症时不能正确理解和对待。

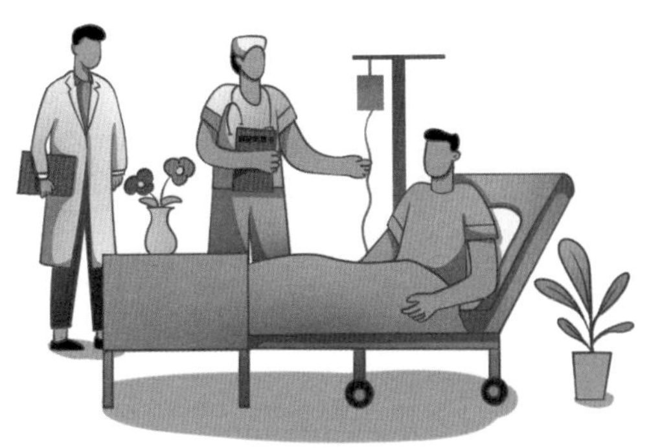

5. 围术期患者护理

食管癌外科手术创伤大，涉及颈、胸、腹三个区域，不仅需要彻底切除肿瘤本身，还要清扫这些区域的淋巴结以达到根治目的，并且还需要重建切除的消化道以恢复进食。食管周围重要结构较多，术中可能会导致其结构或功能受损。比如喉返神经麻痹导致声音嘶哑和咳嗽排痰困难。因此，围术期护理对于患者术后康复具有重要意义，患者家属需在医护的指导下完成患者围术期相关康复辅助工作，从而促进患者围术期康复。

6. 出院指导与随访

出院前指导：出院前建议向主管医生了解术后病理分期及复查时间，是否需要术后辅助治疗。并询问出院后家庭护理、营养补充措施和相关注意事项。

办理出院手续：患者出院时需办理相关出院手续，对于存在二次报销的患者需向主管医师申请诊断证明，住院处开具住院明细。需要住院病案时，可在出院后规定时间向所在医院病案室申请复印住院期间相关病案资料。

回家休养与随访：回家后，按照医生的建议进行休养和康复。如有任何不适或问题，及时与主管医生联系。按照约定的时间进行随访，以确保恢复良好。

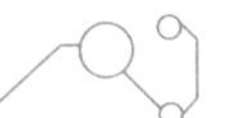

你知道吗？

1. 食管癌患者需要到哪个科室就诊？

很多患者家属在患者出现进食哽咽症状后并无法准确判断就诊科室，结合目前食管癌诊疗策略，首诊患者建议就诊于胸外科或食管癌专科门诊。对于已确诊为无法手术的晚期食管癌患者或转移性食管癌患者可转诊至消化肿瘤内科或放疗科进一步治疗。

2. 如何在就诊前预约专家号？

为了提高患者就医体验，国内很多医院已实现医疗预约制，患者可通过就诊医院互联网医院或者当地医院互联网APP实现提前预约挂号，从而提高就医效率，减少路途奔波和节省就医时间。

3. 外院检查资料在就诊时是否可以使用？

如果病人在其他医院进行了相关的检查，就诊时可以提供给门诊接诊医生，医生会依据检查资料的可信度和可用程度及是否过期等来具体判断是否需要进一步检查或重复检查。一般外院病理活检结果需要再次会诊确认。

第七章 诊疗资料的收集与保存

恶性肿瘤为危害我国人民健康的常见慢性疾病，诊疗资料的收集与保存对于食管癌患者诊断及治疗具有重要意义。因此本章结合诊疗过程中需要的医疗文书进行说明，以提高患者就医时的效率。

一、诊断性资料的收集与保存

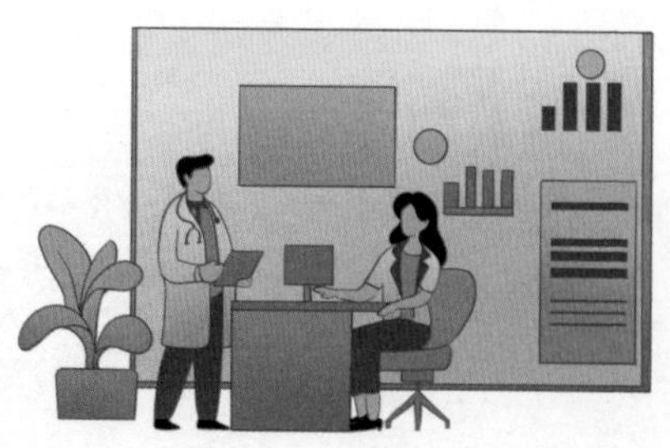

通常，医院会把患者门诊检查资料发放给患者及家属本人，包括各种血液检查化验单、胃镜检查报告单、CT 检查报告单等。该类资料需患者家属妥善保存。对

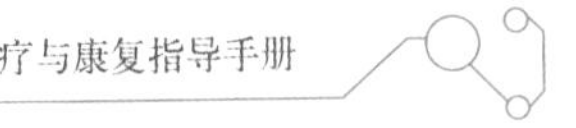

于入院后检查及检验报告将统一收录患者病历中，如患者家属后续治疗需要，可于就诊医院病案室复印相关资料。

二、影像学资料的收集与保存

影像学检查通常情况下都会给予患者胶片资料，患者家属在得到此类检查资料一定注意妥善保存，对于胶片类检查资料的保存需避光及保持干燥等。近年来，部分医院已实现影像学检查线上浏览，该种方式便于向患者及主诊医师提供更加全面的线上影像学资料，有利于主诊医师对于疾病的分期判断；对于此类形式的影像学资料，患者家属需妥善保存医院向患者家属提供的浏览网址或二维码，同时，如线上影像学资料已归档，可向就诊医院申请调取相关资料，如果就诊医院无法提供线上影像学资料浏览，亦可向就诊医院影像科申请影像学完整资料并刻录在光盘上保存。

三、病理性资料的收集与保存

病理性诊断对于术前患者的明确诊断及术后病理分期具有重要诊断作用。对于术前咬取活检病理，如患者诊断存在疑问时，可向胃镜检查所在医院申请借阅染色或未经染色切片，以辅助诊断。对于术后大体病理标本，如需进行进一步辅助检查，如基因检测等，可向就诊医院申请病理切片以辅助检查。

四、治疗性患者资料的收集与保存

患者治疗性资料分为门诊类治疗资料和住院类治疗资料。门诊类治疗资料包括门诊病历及药物清单等；该类资料通常会给予就诊患者及家属，因为通常院内不会系统性保存该类资料，患者家属需要自行保存以上资料。

对于住院类治疗资料通常都会保存在医院病案室，如患者就诊需要可去就诊医院病案室申请复印即可。

你知道吗？

1. 患者的影像学资料如何获取？

在食管癌诊疗过程中，影像学资料是非常关键的依据。随着技术的发展，近年来，部分医院已经实现了影像学检查的线上浏览功能。这意味着患者可以通过特定的网址或二维码，在线查看自己的影像学检查资料，为患者和医生提供了更为便捷的资料获取方式。

对于这种线上浏览的影像学资料的获取，患者家属需要了解如下几点。

（1）妥善保存医院提供的浏览网址或二维码。

（2）如果线上影像学资料已经归档，患者家属可以向就诊医院提出申请，调取相关资料进行查看和保存。

（3）如果就诊医院暂时无法提供线上浏览功能，患者家属可以向医院影像科申请获取影像学资料拷贝，并刻录在光盘上保存。

（4）无论是线上浏览还是申请完整拷贝，患者家属都需要确保妥善保管这些影像学资料，以便在后续的治疗和随访过程中提供给医生作为参考。同时，也建议患者在整个治疗过程中，定期备份自己的影像学资料，确保资料的完整性和安全性。

2. 病理性资料如何辅助诊断？

在我国食管癌的主要类型为鳞状细胞癌，但有时也会出现一些不常见的病理类型。术前明确诊断对于精准治疗具有重要意义，对于已经接受过病理学检查的患者，通常医院会对其病理标本长时间保存，当需要进一步对疾病进行诊断分析时，可向医院申请相关病理切片辅助诊断，这些切片可以提供关于肿瘤的详细信息，如组织学类型、分化程度、浸润深度等，从而帮助医生制订更精确的治疗计划。病理切片在食管癌的诊断和治疗中具有不可替代的作用。

第二部分

食管癌的诊断方法

第一章
食管癌的综合诊断方法

一、了解既往健康状况与疾病史

为确保获得准确的诊断及最适合的治疗方案，建议患者就诊时准备好详细的个人既往病史资料，包括重大疾病史、手术史、药物服用史及过敏史（包括中药）、疫苗接种史等。

二、了解家族中是否有食管癌或其他病史

某些疾病（包括部分肿瘤）具有一定的家族聚集倾向，因此医生需要了解与患者具有血缘关系的亲属的一些疾病情况以进行诊断。建议患者就诊前了解与自己具有血缘关系亲属的健康状况，特别关注是否患有肿瘤、心脏疾病、糖尿病等疾病。

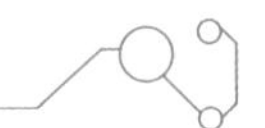

三、进行全面身体检查，寻找异常体征

这是评估患者整体健康状况的重要步骤。常见的体格检查指标包括：

- 体温、心率、血压、呼吸频率
- 体重、营养状况评估
- 观察整体身体状况、神志状态等
- 心脏听诊、肺部听诊
- 触诊：医生会按压患者的某些部位，以检查器官的大小、质地或是否有触痛，颈部锁骨上是否有肿大的淋巴结

四、营养评估，为后续治疗提供参考

食管癌患者常常会有进食哽噎、吞咽困难等症状，从而影响进食和营养状况。部分患者会有营养不良、体重降低、精神萎靡、浑身乏力等症状。营养不良会影响患者术后或放化疗后的康复。因此在治疗前，医生或护士可能通过营养评估表格对入院病人进行营养评估，在治疗前获得持续、充足的营养支持是非常重要的。对于部分进食困难、营养缺乏的患者，医生可能会安置胃管或空肠营养管来给予营养支持。

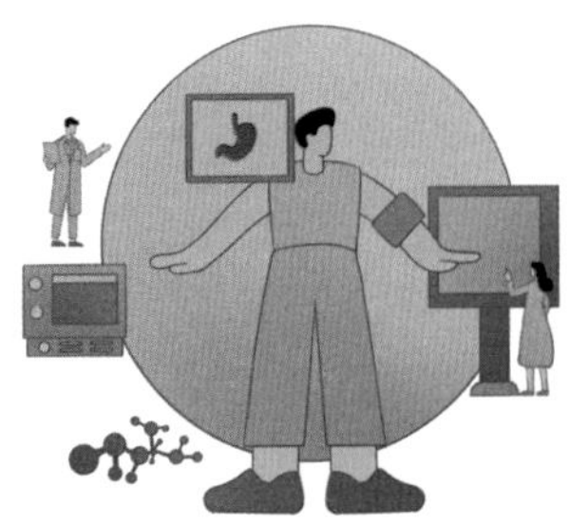

五、其他可能需要做的检查

- 上消化道（食管 + 胃）内镜（胃镜）与超声内镜检查及活检
- 颈部、胸部、腹部增强 CT。如有需要，可能进行盆腔增强 CT
- FDG-PET/CT
- 血常规、血生化、凝血功能检查
- 血液肿瘤标志物
- 颈部彩超检查
- 上消化道造影检查
- 如果可疑肿瘤累及气管或隆突，进行气管镜检查
- 心电图、肺功能及心脏彩超等相关检查
- 其他特殊检查：24 小时心电图、超声心动图、冠状动脉造影、运动心肺功能、下肢血管超声、血气分析等

第二章
食管癌的病史采集与查体

一、病史采集的重要性

食管癌的病史采集主要集中在进食时和进食后的一些症状及饮食习惯的改变，由于少数患者就诊时已处于中晚期，还会出现消化道症状以外的表现，如声音嘶哑、胸骨后疼痛，当出现远处转移，如脑转移、骨转移时也会出现相应部位的症状，不可忽略此类症状。

由于不同部位及分期的患者其治疗方案不同，而病史采集是患者诊疗的第一步，因此详细而具有明确指向性的病史采集对治疗决策具有重要意义。

二、食管癌的临床症状有哪些？

食管癌的症状根据其发展阶段有所不同。早期食管癌多无明显症状，一些病变限于黏膜内的早期患者可在例行体检中通过胃镜检查发现。随着病情的发展，食管癌会表现出不同的症状。

当食管癌处于进展期/中期时，肿瘤已增大至可能导致食物通过不畅了，此时患者会出现下咽不适或吞咽的停滞，尤其是进食硬质食材或干食材时症状明显。

当病情发展至晚期时，会出现典型的食管癌症状，即进行性的下咽困难，提示肿瘤增大已阻塞食管管腔大部分，多数患者此时已无法进食硬物，更严重的患者甚至出现流食和唾液的吞咽困难。由于肿瘤在食管内浸润性生长，还可由于肿瘤破溃出现呕血、黑便、贫血等症状。

此外，患者还会由于肿瘤的外侵出现消化道外症状。例如，出现胸痛并向背部放射；喉返神经受压会出现声音嘶哑；肿瘤侵及气管还可诱发食管气管瘘，导致肺炎及肺脓肿；上段肿瘤可能由于压迫上腔静脉，出现上腔静脉综合征；当出现血行转移到骨、脑、肝脏等脏器时，也会出现相应部位的症状。

晚期的患者由于进食问题和肿瘤消耗同时存在，体重多会出现下降，严重者甚至出现恶液质的表现。

部分患者在肿瘤浸润的过程中，会由于肿瘤穿孔出现胸腔积液、发热等症状，因此在诊疗过程中要尤为关注是否存在此类症状，肿瘤穿孔患者往往预后较差，治疗上也比较棘手。

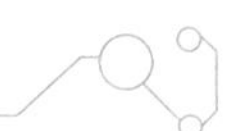

三、体格检查需要关注哪些方面？

体格检查对于食管癌的诊断非常重要。在早期，食管癌的体格检查可能没有明显异常，当肿瘤处于中、晚期时，患者可能出现消瘦、贫血等症状。颈部和双侧锁骨上窝淋巴结肿大也是食管癌的常见体征之一。淋巴结转移通常提示肿瘤已经扩散，这往往预后较差。因此，在体格检查中，医生会特别注意这些区域的淋巴结情况，如果发现异常淋巴结，需要进行进一步的检查和治疗。

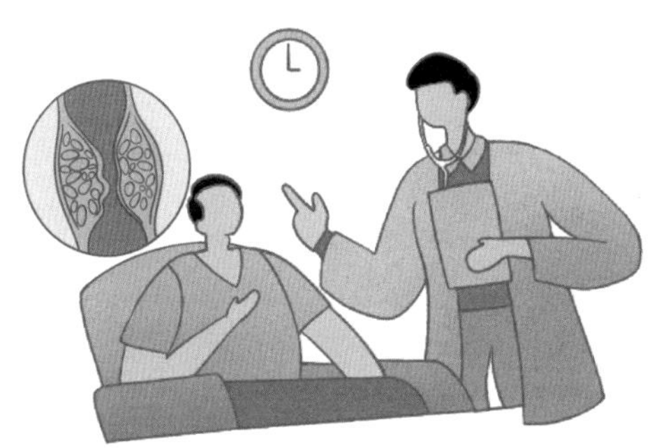

四、PS 评分，评估食管癌患者身体状况

尽管入院后都会对患者进行心肺功能的检查，但进行体力状况评分（PS）仍具有重要的临床意义，可以初步的评估患者能否接受手术和放化疗的治疗。通常应用 ECOG 评分表进行。

PS	体力状况
0	活动能力正常，与发病前无异。
1	可自由走动和从事轻体力劳动，包括一般家务或办公室工作，但不能从事较重的体力活动。
2	能自由走动和生活自理，但已丧失工作能力，白天不少于一半时间可起床活动。
3	生活仅能部分自理，白天一半时间卧床或轮椅。
4	卧床不起，生活不能自理。
5	死亡。

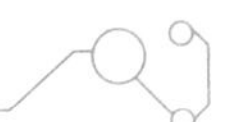

第三章
食管癌的辅助检查

一、内镜检查

内镜在食管癌的诊断、分期、治疗过程中具有十分重要的作用。用于食管癌诊疗的内镜一般指胃镜，它借助一条软管伸入胃部，医生可以直接通过头端的摄像头观察食管、胃和十二指肠的病变情况。

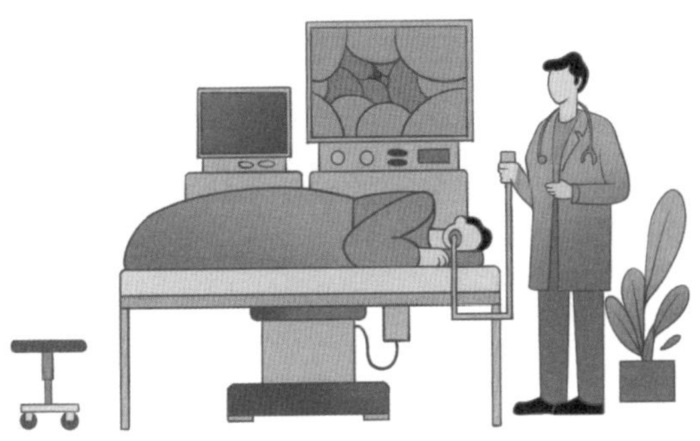

除了观察病变，胃镜检查另一个重要的功能是可以对可疑病变进行病理活检及细胞学检查，以此来获得明确诊断。肿瘤往往血供丰富，由于活检导致的出血多数可以自行停止，仅有极少数患者在活检后出现难以控制的出血，如出现呕血、心率加快、黑矇等症状，一旦出现这些症状，需要及时就医。

除了常规胃镜检查，还有多种内镜设备和技术常用于食管的检查。

· **图像增强内镜：**包括染色内镜和光学染色内镜，前者通过无毒无害的色素对食管黏膜进行染色，使得病变表面更加立体；光学染色内镜是通过改变光波波长的光谱组合，获得更佳的黏膜微血管和微结构内镜图像，结合放大胃镜检查，有助于病变的早期诊断和病灶评估。

· **超声内镜：**将微型超声探头安置在内镜顶端或通过内镜钳道送入前端，可以在内镜下获得病变的超声影像。超声内镜可以初步判断病变在食管壁累及的深度，还能探及周围淋巴结和附近器官，对于食管癌的诊断和分期具有重要的作用。

· **气管镜：**气管镜检查是将细长的气管镜经患者口腔或鼻腔置入下呼吸道，以观察气管和支气管的病变，并进行相应治疗。气管镜包括硬质和软性（可弯曲）气管镜，其中可弯曲支气管镜又分为纤维支气管镜和电子支气管镜。纤维支气管镜容易操作且患者痛苦较小，电子支气管镜则可以通过高清晰显示器显像，使图像更加清晰，便于观察诊断。在食管癌患者中，有时需要进行气管镜检查来检测肿瘤是否侵犯累及到气管和支气管，并进行相应治疗。

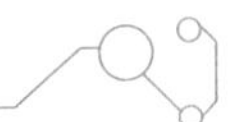

二、血液相关检查

血液相关检查一般通过血液样本的分析，了解患者身体的功能和疾病状况。

· **血常规：**血常规检查检测患者血液中红细胞、白细胞和血小板数量。

· **血生化：**能帮助医生了解患者的肝脏功能和肾脏功能以及电解质等。

· **血液肿瘤标志物：**常见的检查包括鳞状癌细胞抗原 SCC、细胞角蛋白 19 片段 Cyfra21-1、癌胚抗原 CEA 等指标，这些指标的异常可能提示肿瘤的存在，但是也有很多患者的肿瘤标志物是正常的。

三、影像学相关检查

医学影像检查通过仪器成像，让医生了解患者的体内情况，包括肿瘤是否侵犯血管、内脏器官，对于医生的诊断很有帮助。

1. CT 扫描

CT 扫描是目前最常用的影像学检查。通过不同角度的 X 射线对身体的同一部位进行扫描后，通过电脑汇总并合成三维的图像。颈部、胸部、腹部乃至盆腔 CT 扫描可以用来进行肿瘤的筛查。通常会进行增强 CT 检查，增强造影剂能使体内某些器官和结构更加清晰地显示，便于诊断和评估是否侵及其他器官，以及有无淋巴结肿大转移。这些造影剂会在检查后短时间内随尿液排出体外。

需要注意的是，有些患者对于造影剂过敏。如果患者既往有过敏，需要及时告知医生，提前给予激素或抗组胺类药物，避免发生严重的过敏反应。

2. PET-CT

正电子发射断层扫描（PET-CT）是将 PET 与 CT 融为一体，由 PET 提供病灶全面的功能与代谢等分子信息，而 CT 扫描提供病灶的精确解剖定位。因此一次显像可获得全身各方位的断层图像并含有功能、代谢信息，具有灵敏、准确、特异及定位精确等特点，可迅速了解全身整体状况，达到早期发现病灶和诊断疾病的目的。同时便于评估是否有淋巴结和远处转移，同期有无其他器官肿瘤。通过 SUV 值可以大致判断肿瘤的恶性程度，通常情况下，SUV 值越高，恶性程度越大。肿瘤细胞在 PET 显像中通常表现为闪亮的区域。当然，并非所有的肿瘤都会表现为亮点，也并非所有的亮点都是肿瘤。脑、心脏、肾脏和膀胱常常也表现为闪亮区域，是这些器官本身代谢率高或造影剂存留导致的。

3. 超声检查

超声检查利用的是超声指向性、反射、折射、散射、衰减、吸收及多普勒效应等物理特性，声波穿过不同组织、器官的界面会形成不同强度的回声，经过计算机处理这些回声信号后成像，医生通过分析超声声像图对疾病做出诊断。

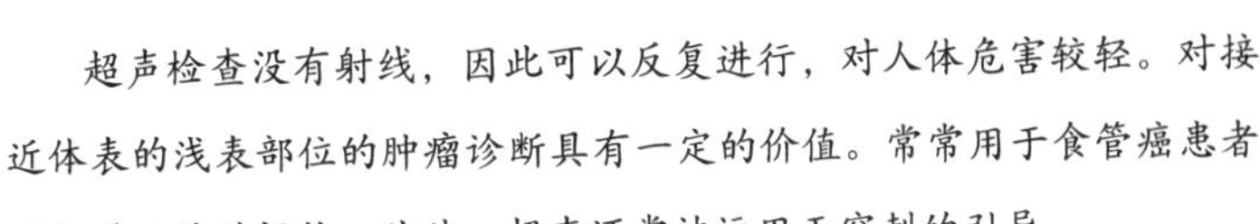

超声检查没有射线，因此可以反复进行，对人体危害较轻。对接近体表的浅表部位的肿瘤诊断具有一定的价值。常常用于食管癌患者颈部淋巴结的评估。此外，超声还常被运用于穿刺的引导。

四、活检

活检，即“活体组织检查”，是指应诊断、治疗的需要，从患者体内通过切除、内镜下钳取或穿刺获得病变组织或体液标本，进行病理学或其他检查。

在食管癌患者中，最常见的活检是通过上消化道内镜完成。此外，其他活检还包括以下几种。

- **细针穿刺**：指在超声引导下通过细针穿刺组织或淋巴结获得标本。
- **刷检**：指通过内窥镜末端的小刷子获取组织细胞。
- **液体活检**：获取患者的血液标本进行检测。

五、病理学检查

病理诊断是肿瘤诊断包括食管癌和癌前病变诊断的金标准。患者通过活检、内镜下切除术或外科手术获得的标本会送到病理科，经过取材、脱水、包埋等步骤制作成蜡块，蜡块经切片、染色等步骤制作成 HE 切片。病理医生就是在显微镜下通过观察切片检查细胞和组织结构的异常诊断疾病，为临床提供包括是否是肿瘤、肿瘤类型、分级和分期以及指导个体化用药、预后评估、疗效监测、早诊早筛等信息的专家。

1. 病理类型（组织学类型）

食管癌包括多种组织学类型，包括鳞状细胞癌、腺癌、小细胞癌及其他少见类型。其中鳞状细胞癌是我国食管癌最常见类型，占 90% 以上。

2. 分级

食管鳞状细胞癌、腺癌都分三级，即高、中、低分化，“分化”指的是肿瘤组织与人体相对应的正常组织相似的程度，相似程度越高，分化越好（高分化）；相似程度越低，分化越差（低分化）。通常来说，分化越差，肿瘤恶性程度越高。鳞状细胞癌还包括两种少见的特殊类型，即基底细胞样鳞状细胞癌和梭形细胞鳞状细胞癌。

3. 分期（详见分期章节）

4. 癌前病变

癌前病变是介于正常和癌之前的一个阶段，食管鳞状细胞癌和腺癌都有癌前病变，称为异型增生或上皮内瘤变，分低、高两级。

5. 标本类型

· **活检病理：**活检是在内镜检查过程中取得细胞或组织标本，大多数是内镜钳取活检的组织标本。活检标本食管癌病理诊断主要明确有无肿瘤及肿瘤类型。另外，可能还需要取转移灶的活检。转移是指肿瘤扩散到身体的某个部位，如肺、肝、肾、骨或远处淋巴结。是否存在肿瘤可能需要对转移灶进行活检以确认。如果有一个以上的转移，每个部位都可以进行活检。转移灶的活检多数是穿刺活检，可能会同时送检组织病理和细胞病理，组织病理和细胞病理优势互补。

- **内镜下切除病理：**内镜下切除是在内镜下将早期癌或癌前病变剥离下来，但不清扫淋巴结。病理诊断的目的除了像活检一样明确诊断之外，还要提供浸润深度、切缘是否干净、分化程度和有无脉管瘤栓等信息以评估淋巴结转移的风险，帮助临床医生决策是否需要补充外科手术治疗或放化疗。

- **手术切除病理：**食管癌外科手术除将食管切除之后，还清扫区域淋巴结。除了像活检一样明确诊断之外，还要提供切缘是否干净、浸润深度、分化程度和有无脉管瘤栓以及区域淋巴结是否转移等信息。另外，在手术前进行过新辅助治疗的病例，病理医生还会评估治疗的效果如何，提供预后和后续治疗的依据。

6. 生物标志物检测

肿瘤活检、内镜下切除、手术切除标本可以用来检测特定的DNA突变/变异、蛋白表达或其他分子特征，即生物标志物检测。这些用于为患者选择最佳的治疗方案。

六、心肺功能评估

食管癌患者如手术需要评估心肺功能能否耐受手术，常规的心电图检查及肺功能检查是必要的；也推荐行心脏彩超检查。因为食管癌患者大多高龄、合并吸烟饮酒等不良嗜好，很多患者的心肺功能都存在一定问题：比如慢性阻塞性肺病、冠心病等，如发现相关问题，需进行进一步检查及治疗，待相关指标改善后方可进行手术。

你知道吗？

1. 胃镜检查是否疼痛？

由于要通过咽部，并且在检查中要充分注气才能方便观察，因此胃镜检查难免会引起恶心、干呕、腹胀等感觉，每个人对此的耐受程度并不一致。但是目前随着无痛胃镜检查的广泛普及，多数患者可以选麻醉或镇静的方式进行检查，完成后仅有轻度的咽部不适或腹胀的感觉。无痛胃镜需经专业医师评估后进行。

2. 做胃镜前后应该注意什么？

在进行胃镜检查之前两日，建议进食易消化的食物，检查前一般要求禁食4~6个小时。检查前，还需要口服消泡剂、局麻药物，以增强检查效果，减少不适反应。患者应当取下假牙、眼镜等物品。此外，还有些特殊药品比如抗凝药物，需要在检查前停用。停药方案根据疾病的程度、药品的代谢情况、检查的目的等有所不同，由临床医生给出。

胃镜检查完成后，一般当日就能出报告，但是活检结果一般需要5~7天，具体时间根据病情和医院不同。普通检查后一般仍需禁食2小时左右，若无特殊不适可恢复进食，以流质或半流质为主，避免辛辣、刺激的食物，若进行了胃镜下治疗则需根据具体情况决定进食时间。无痛胃镜检查后，要求24小时内不能驾车、操作机器或高空作业等。

3. 病理报告中的描述性用语是什么意思?

病理报告尤其是活检病理报告中常出现“倾向为”“考虑为”“不除外”“可疑”或“建议重取活检”等描述语，这主要涉及病理诊断的级别问题。病理诊断通常包括四类诊断。Ⅰ类：疾病的名称和性质能明确诊断；Ⅱ类：不能完全确定疾病名称和性质，常采用“符合为”“倾向为”“考虑为”“可能为”“提示为”“疑为”“不能排除或除外”等，这种情况一部分通过做免疫组化等工作可以给出明确诊断；Ⅲ类：不足以诊断为某种疾病；Ⅳ类：因各种原因无法做出病理学诊断。后两种情况如果影像和内镜仍怀疑是肿瘤，可以进行再次活检。

4. 术后肿瘤标志物升高，是否意味着肿瘤复发?

肿瘤标志物是存在于癌细胞或机体其他细胞中，或由这些细胞对癌症或某些良性（非癌症）病症做出反应而产生的任何物质，它能提供有关癌症的信息，如癌症的侵袭性、可能对哪种治疗做出反应或是否对治疗做出反应。

如果术前该项或多项肿瘤标志物升高，术后降低或降至正常水平，提示可能与食管肿瘤有关。如果复查时该项或多项肿瘤标志物水平再升高，可能提示癌症的复发，但有时身体的其他炎症反应或服用中药或补药也可能导致某些标志物升高，这时需要结合术前是否有该项标志物升高和停用药物后再复查等手段来判断该项标志物升高是否有意义。此外，并非所有罹患特定类型癌症的人都会有所患癌症相关的肿瘤标志物升高，尤其早期患者通常不会升高。因此，肿瘤标志物的测量通常用于辅助诊断，一般需要与组织活检及影像学等其他检查结果相结合来诊断癌症。

在癌症治疗过程中，也可以定期测量肿瘤标志物。这种“连续测量”可显示标记物水平随时间的变化情况，通常比

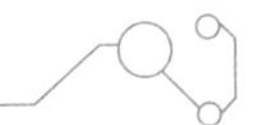

单次测量更有意义。一般如果术前肿瘤标志物不高，术后服用中药或化疗后增高，可能与服用中药或化疗有关，停用相关药物一段时间（2~3 月）后复查可能逐步恢复正常。

5. 什么时候建议做胸部增强 CT 或平扫 CT？

增强 CT 需要静脉注射造影剂，以划定肺门结构、胸壁、血管边缘及肿瘤的范围及相互关系，观察肿瘤内部血供情况、判断是否存在肺栓塞、上腔静脉综合征、动静脉畸形，观察胸壁肿瘤、纵隔肿瘤或感染。增强 CT 也被用来评估是否存在脓胸以及评估胸膜恶性肿瘤。食管癌由于淋巴结转移的可能性，如果无造影剂过敏建议做增强 CT 扫描。

而平扫 CT 无须注射造影剂，通常用来评估肺结节，进行肺部筛查、针对肺实质评估感染、炎症、水肿及间质性肺病是否存在，检测胸腔积液情况及进行气道评估。

第三部分

食管癌的治疗方式

第一章
食管癌的分期和治疗方案选择

一、 食管癌的分期标准

食管癌的分期，也就是人们常说的严重程度。其对于治疗方案的选择以及预后评估至关重要。目前国际通用的分期系统是由国际抗癌联盟（UICC）和美国癌症联合会（AJCC）联合发布的第八版食管及食管胃交界部癌 TNM 分期系统。这一分期系统的构成有三个主要要素：T（原发肿瘤，tumor）、N（区域淋巴结转移状态， lymph node）及 M（远处转移情况，metastasis）。同时还包括了食管肿瘤的部位、分化程度等。

· T 分期表示原发肿瘤的浸润深度。

T_{is}：高级别上皮内瘤变。过去也称原位癌。

T_1：分为 T_{1a}（肿瘤侵及食管黏膜固有层或黏膜肌层）及 T_{1b}（肿瘤侵及食管黏膜下层）。

T_2：肿瘤侵及食管固有肌层。

T_3: 肿瘤侵及食管纤维膜

T_4：肿瘤侵及邻近结构，分为 T_{4a}（肿瘤侵及胸膜、心包、奇静脉、膈肌或腹膜）及 T_{4b}（肿瘤侵及其他邻近结构，如主动脉、椎体或气道）。

· N 分期表示肿瘤的区域淋巴结转移状态。

N_X　区域淋巴结不能评价。

N_0　无区域淋巴结转移。

N_1　1~2 个区域淋巴结转移。

N_2　3~6 个区域淋巴结转移。

N_3　≥ 7 个区域淋巴结转移。

· M 分期表示肿瘤的远处转移情况。

M_0：无远处转移

M_1：有远处转移

· 肿瘤部位按照肿瘤中心的位置分上中下三段：上段 = 颈段 + 胸上段，中段 = 胸中段；下段 = 胸下段 + 腹段。

上段：颈段食管至奇静脉下缘。

中段：奇静脉下缘至下肺静脉下缘。

下段：下肺静脉下缘至胃，包括食管胃交界部。

· 肿瘤分化程度区分如下。

G_X：肿瘤分化程度不能确定。

G_1：高分化。

G_2：中分化。

G_3：低分化。

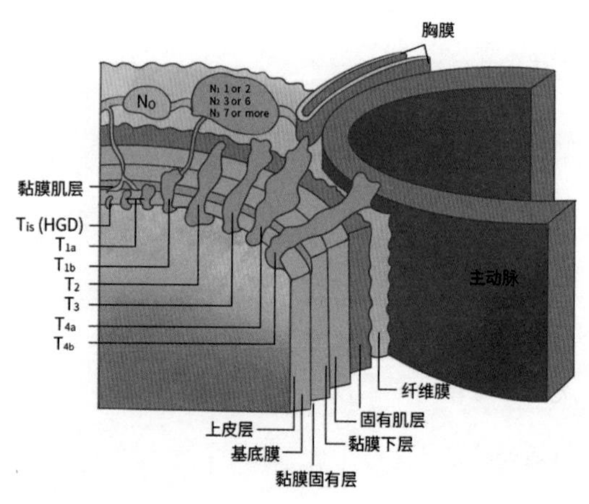

图 3-1

根据不同的 TNM 分期，食管癌从早期到晚期分为 0- Ⅳ期。食管癌的分期主要包括：① 临床分期（cTNM 分期）：根据内镜以及影像学等相关检查评估的分期；② 病理分期（pTNM 分期）：根据术后病理结果进行的分期，对于术前接受过放化疗或者化疗等新辅助治

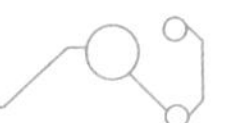

疗的患者，其术后病理分期为 ypTNM 分期。另一方面，不同的病理类型（主要是鳞癌和腺癌）其分期会略有不同（表 3-1 和表 3-2）。

关于食管腺癌的临床、病理分期及食管癌新辅助治疗后病理分期的详细信息可参考国际抗癌联盟(UICC)和美国癌症联合会(AJCC)联合发布的第八版食管及食管胃交界部癌 TNM 分期全文（AMIN MB, EDGE SB, GREENE FL, et al. AJCC Cancer Staging Manual. 8th ed. Chicago: Springer, 2017）。

表 3-1 食管鳞癌临床分期

		N_0	N_1	N_2	N_3	M_1
T_{is}	0					
T_1		Ⅰ	Ⅰ	Ⅲ	ⅣA	ⅣB
T_2		Ⅱ	Ⅱ	Ⅲ	ⅣA	ⅣB
T_3		Ⅱ	Ⅲ	Ⅲ	ⅣA	ⅣB
T_{4a}		ⅣA	ⅣA	ⅣA	ⅣA	ⅣB
T_{4b}		ⅣA	ⅣA	ⅣA	ⅣA	ⅣB

表 3-2 食管腺癌临床分期

		N_0	N_1	N_2	N_3	M_1
T_{is}	0					
T_1		Ⅰ	ⅡA	ⅣA	ⅣA	ⅣB
T_2		ⅡB	Ⅲ	ⅣA	ⅣA	ⅣB
T_3		Ⅲ	Ⅲ	ⅣA	ⅣA	ⅣB
T_{4a}		Ⅲ	Ⅲ	ⅣA	ⅣA	ⅣB
T_{4b}		ⅣA	ⅣA	ⅣA	ⅣA	ⅣB

二、食管癌治疗方式的选择

食管癌治疗是根据不同食管癌的期别来制订的，同时，也结合患者本人的愿望、家庭经济状况、年龄、身体状况等情况综合考虑，通过医生与患者及家属沟通商量后决定。表 3-3、表 3-4 展示了食管癌的标准治疗。只作为和医生讨论治疗方案时的参考。

表 3-3 胸段食管癌及胃食管交接区癌的治疗原则

（中国肿瘤整合诊治指南·食癌·2022）

临床分期		治疗措施推荐 I	治疗措施推荐 II
临床 0 期	cT_{is}	内镜下切除	
临床 I 期	cT_{1a} cT_{1b}	内镜下切除 手术切除	
临床 II－III 期	cT_1N_1 cT_2N_0	手术切除	
	cT_3N_0 $cT_{2-3}N_1$ $cT_{1b-3}N_2$	新辅助同步化疗＋食管切除术 新辅助同步放化疗 +EC 根治术	手术切除＋术后辅助治疗
临床IV A 期	$cT_{4b}N_{1-2}$	新辅助同步放化疗，如能做到根治性切除术，可考虑手术 新辅助化疗，如能做到根治性切除，可考虑手术治疗	

表 3-4 颈段食管癌的治疗原则

（中国肿瘤整合诊治指南·食癌·2022）

临床分期		治疗措施 I	治疗措施推荐 II
临床 0 期	cT_{is}	内镜下切除	
临床 I 期	cT_{1a} cT_{1b}	内镜下切除 手术切除	
临床 II 期	cT_{1b-3}，N_0	食管切除术 （不需切喉） 根治性同步放化疗＋化疗	手术切除＋术后辅助治疗
临床III期及以上	$cT_{1b-c}T_2$，N+or $cT_{3-c}T_{4a}$，any N	根治性同步放化疗＋化疗	新辅助治疗＋食管切除术 （必要时切喉

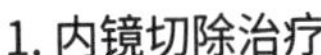

1. 内镜切除治疗

对位于食管黏膜内的癌症，标准治疗首先推荐可以保留食管的内镜下黏膜切除。值得注意的是，内镜切除的对象，是没有淋巴结转移的 T_{is} 和 T_{1a} 早期食管癌，一般病变没有累及食管全周，长度在 3cm 以下。

内镜切除后病理提示黏膜下浸润深度 $>200\mu m$，淋巴管或血管浸润、低分化或未分化癌、垂直切缘阳性推荐追加微创胸腹腔镜食管癌切除手术，拒绝手术或不耐受手术者可行同步放化疗或单纯放疗。

2. 外科手术治疗

病变侵犯黏膜下层 T_{1b} 或达到 T_2 的肿瘤通常选择直接手术治疗；T_3 以上到 T_{4a} 或伴有淋巴结转移可考虑新辅助治疗后再予以手术。目前新辅助化疗与新辅助放化疗均可用于术前治疗，需考虑患者年龄和身体状况等选择术前辅助治疗方式。

颈段食管癌放化疗效果与手术疗效的评估目前无充分证据证实手术后患者将获得比放化疗更久的长期生存，因此手术原则必须考虑患者生活质量，对早期无淋巴结转移的颈段食管癌患者，充分评估能保喉情况下，可考虑手术治疗，对根治性放化疗失败者，如评估潜在可切除，也可考虑追加挽救性手术。

3. 不可手术食管癌患者的治疗选择

肿瘤累及心脏、大血管、气管、椎体或邻近腹腔器官，包括肝脏、胰腺和脾脏，是不可切除的。考虑放化疗、化疗、免疫治疗等综合治疗原则。治疗包括一线、二线和三线方案。首先从一线化疗方案开始治疗，如果治疗效果不佳，或者有强烈副作用难以坚持治疗的情况下，可以继续接受二线、三线方案化疗。二次治疗以后使用的药物，要根据癌症和身体的状态等因素来综合考虑。

如果是食管癌引起的疼痛和狭窄等症状，缓解这些症状的治疗也是很重要的。

你知道吗?

1. 食管癌为什么要进行分期？如何进行分期?

食管癌的分期主要是为了判断预后与制订治疗方案；不同分期的患者其治疗模式差别较大（具体见本指南第三部分“治疗方式”中“不同分期的治疗选择”）。患者临床分期是由临床医生依据患者的内镜、CT 等相关检查判断患者的肿瘤病理类型、浸润深度、淋巴结转移状况及远处转移状况，在病历中常被记作 cTNM。术后患者还会进行病理分期，主要由病理科医生根据术后切除的病理标本，通过病理大体形态、显微镜下所见以及必要的特殊染色等手段，判断肿瘤的病理类型、浸润深度、淋巴结转移状况以及切缘情况等，在病历中常被记作 pTNM；对于术前接受过放化疗等治疗的患者，还会判断肿瘤的治疗反应等，其分期会被记作 ypTNM。手术患者的临床和病理分期的结果也许不完全一致，这一方面是因为目前的临床分期手段存在一定的局限性，并不完全准确；另一方面，很多患者接受了术前放化疗等治疗，使患者的病理分期较治疗前的临床分期发生降期等。因为食管癌的临床及病理分期系统实在太过复杂，患者的主治医师可能会用不同的方式向患者解释其疾病分期，以便于患者对自己的病情能够有更清晰地理解，共同制订诊疗方案。

2. 我们常说的早期、中期和晚期食管癌是什么概念?

我们常说的早期、中期与晚期是一个相对笼统的概念。一般来讲，早期是指肿瘤尚未侵犯黏膜下层，局限在黏膜层内，淋巴结转移情况临床上不考虑有转移，可以考虑行内镜下切除或食管切除。（图 3-2）

中期偏早是指 cT_1-$T_2N_0M_0$ 的患者，这部分患者肿瘤浸润深度在食管肌层以内，一般不需要术前的新辅助治疗，可直接行食管切除手术。（图 3-3）

中期偏晚，也就是我们常说的局部晚期，是临床上最常见的类型，大部分患者在就诊时属于这一阶段，分期一般是 $cT_{3\text{-}4a}N_0M_0$，也就是肿瘤已经侵犯食管的外膜或周围组织但是仍可以完全切除；或者 $T_{1\text{-}4a}N{+}M_0$，也就是肿瘤已经有区域淋巴结转移，且可以切除，但是尚未发生远处转移。这部分患者一般需要先行术前新辅助治疗，然后再行手术切除。（图 3-4）

晚期，也就是肿瘤不再适合手术的患者。一般是肿瘤原发灶或者转移淋巴结无法切除（T_{4b}），或者合并远处器官转移（M_1），这部分患者一般采取放化疗为主的综合治疗。（图 3-5）

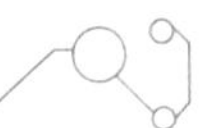

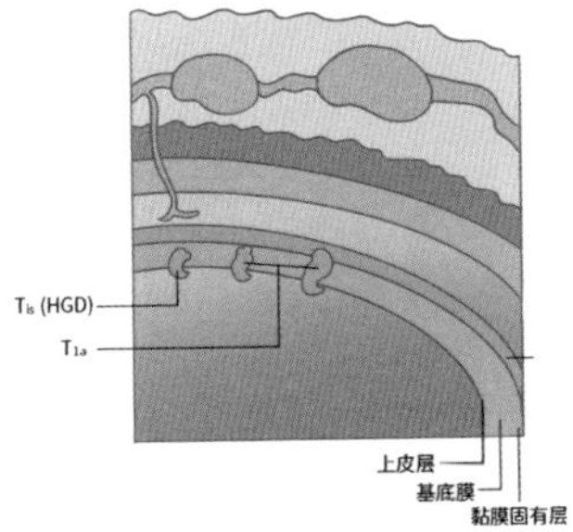

图 3-2

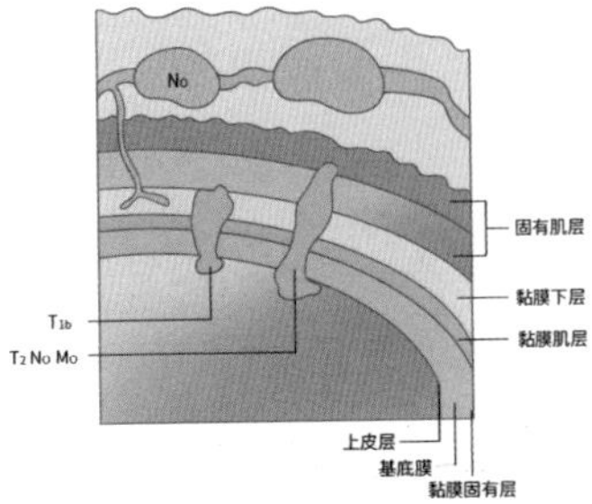

图 3-3

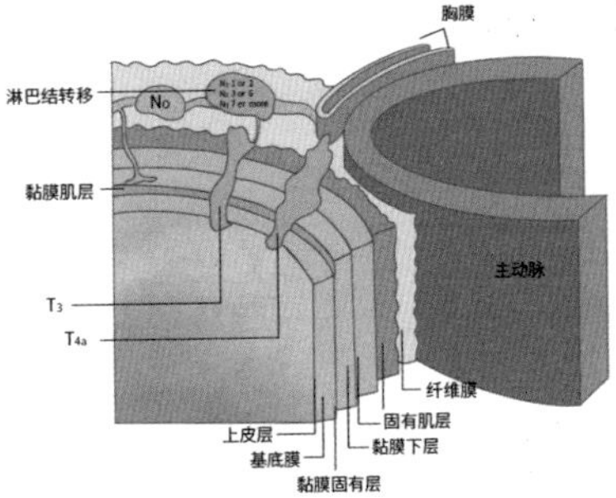

图 3-4

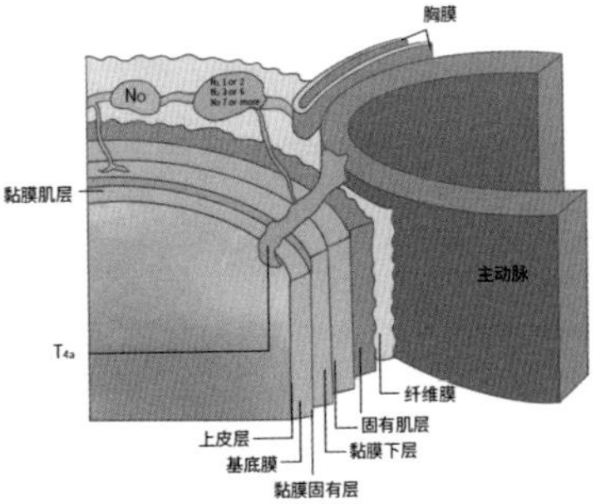

图 3-5

第二章
治疗团队的选择

一、食管癌的诊疗流程包括哪些环节？

这张流程图是食管癌“初次发现”到“治疗观察”的流程。即使是简单的流程，看了以后也会使诊断到治疗、如何选择治疗团队等变得从容一些。放松的心情，会帮助你更好地与医生沟通。

二、寻找可咨询食管癌的医疗机构

每个省、市都有癌症中心或肿瘤医院，地区一般也会有肿瘤医院或医学中心医联体定点医院。省级癌症中心、肿瘤医院或医疗中心等医院是国家指定的能够提供更专业、高质量癌症医疗服务的医院。这些医院专科设置完善，可给食管癌患者提供专科咨询和最佳诊治。

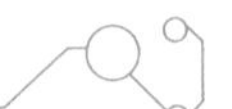

怀疑食管癌	不要犹豫，尽快去医院就诊

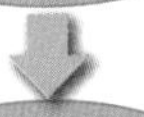

医院就诊	就诊时将自己的情况、症状等，都告诉主治医生。也可以做笔记记录和整理。这些会决定医生给你开具哪些检查和下次的复诊

检查·诊断	医生会对检查结果和诊断进行说明。选择治疗方法时，充分了解检查是很重要的。对于不理解的地方，要反复提问。根据病情，检查可能还会继续，结果也会花较长时间，但请理解这个过程

治疗方案的选择	根据癌症和身体的状况，主治医生会说明治疗方针。不要一个人烦恼，请和主治医生、家人、周围的人谈谈，找到符合你要求的方法

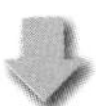

治疗方案的选择	根据疾病和身体的状况，医生会说明治疗方案。请不要一个人烦恼，和医生、家人交流，找到适合你病情的治疗方法

治疗	无论采取什么方式，当治疗开始，身体的变化请告诉医生和护士，包括你的烦恼、痛苦，一些小事也没关系。团队会找到好的解决方法帮助你

随访观察	治疗结束后，为了观察和确认治疗后的身体恢复的状况和食管癌可能的复发情况等，定期要去医院进行检查，及时和医生、随访团队进行沟通

三、如何选择合适的治疗团队

食管癌是国家列为疑难危重症的病种，治疗食管癌需要跨越多个医学领域，包括外科、放疗、化疗、营养及护理等。因此，选择一个优秀的治疗团队是十分重要的。以下是一些选择食管癌治疗团队的建议：

首先，应该选择有经验和资质的医院。这些医院通常会有专门的食管癌诊疗中心或多学科团队，并且有很高的治疗成功率。同时，这些医院还能提供一流的医疗设施和技术，确保患者得到最佳的治疗。

其次，要选择拥有多学科团队的医院。这些团队包括外科医生、放疗医生、内科医生、营养师、护士等专业人员。他们可以为患者提供全面的治疗方案和支持，从而达到最佳的治疗效果。

再次，要选择与患者沟通良好的医生和医疗团队。治疗食管癌是一个长期的过程，需要与医生和医疗团队建立良好的关系，进行有效地沟通，以便及时调整治疗方案。

最后，患者和家人应该在选择治疗团队时要了解医生和医院的背景和信誉。他们可以通过互联网、社交媒体、病友会等渠道进行调查，了解患者对医院和医生的评价。

总之，选择一个优秀的治疗团队对于治疗食管癌非常重要。患者和家人应该仔细考虑自己的选择，并与医生和医疗团队建立良好的合作关系，以便得到最佳的治疗效果。

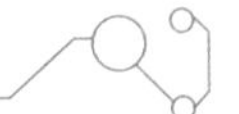

第三章
内镜手术治疗

食管癌的内镜治疗一般通过胃镜进行，主要包括内镜下切除术和消融术。

一、内镜下切除术的适应证与操作方式

内镜下切除（Endoscopic resection）的主要适应证为早期食管癌（主要包括分期为 T_{1a} 和部分 T_{1b}）以及癌前病变，浸润较深的或者有淋巴结转移的食管癌患者一般不推荐内镜治疗。若病变累及超过 3/4 周管腔，术前需由内镜医生评估术后食管疤痕狭窄的风险，尤其是对于需要环周切除且长度超过 5cm 者，术后顽固性狭窄风险较高，不推荐首选内镜治疗。

最常用的内镜切除方式包括内镜黏膜下剥离术（Endoscopic submucosal dissection，ESD）和内镜下黏膜切除术（Endoscopic mucosal resection，EMR）。对于确诊的患者，一般推荐ESD治疗以达到完整切除（图3-6）。

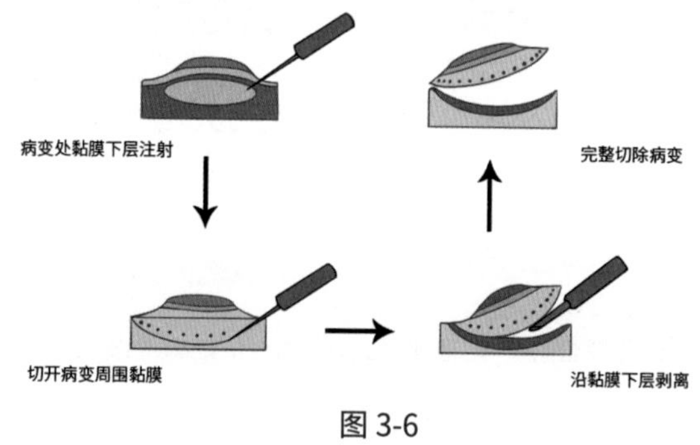

图 3-6

ESD通过治疗胃镜进行，在胃镜下通过内镜器械进行食管壁黏膜下层的注射，抬举病变后采用电刀进行切除，可以达到病变的完整切除。在进行内镜切除时，除了仔细的术前评估，严格掌握手术适应证以外，对于内镜切除后的病理也要进行充分评估，以决定是否需要追加手术或者放化疗等辅助治疗。术后也需要制订规律的随访方案。

对于符合适应证的食管癌患者，内镜下切除和手术切除效果相似，但因其创伤小、恢复快、住院周期短、治疗费用低，已成为浅表食管癌的重要治疗方式之一。

食管狭窄是内镜切除术后的主要并发症，尤其是范围较大的病变，由于疤痕挛缩等原因，可能出现术后食管狭窄，主要表现为吞咽困难。

食管狭窄可经内镜治疗缓解，主要手段有扩张、放射状切开、支架置入等，均可在胃镜下进行，部分患者可能需要反复多次进行治疗。内镜切除的其他并发症包括出血、感染（纵隔感染、肺部感染）等，多在术后早期出现，发生率相对较低。

二、消融术治疗原理和适应证

消融术是指利用冷冻、热能等能量，在胃镜引导定位下对较小的食管病变组织进行破坏，达到治疗的目的。根据选择的能量不同，常见的消融术包括射频消融治疗、光动力治疗、冷冻治疗等。对于散在多发病灶、病变范围较长、累及食管全周不能耐受内镜手术治疗或其他原因放弃手术治疗的患者，可考虑此类治疗。消融术也可用于部分无法手术患者的姑息治疗。

晚期肿瘤难以进行内镜切除，但可以通过内镜下操作提高患者的生存质量，例如可以在内镜下放置支架以缓解梗阻，恢复进食（图 3-7）；也可以应用内镜进行胃造瘘或者留置小肠营养管，以增加患者营养支持。

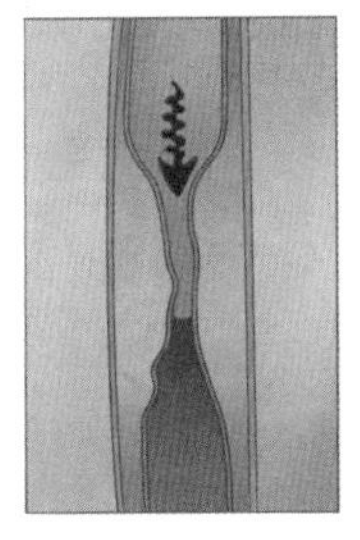

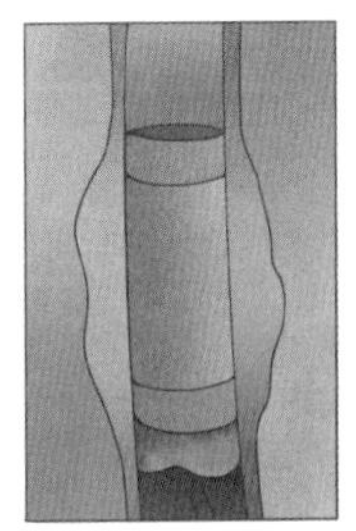

图 3-7 食管支架用于肿瘤所致食管狭窄患者

你知道吗?

内镜下切除术前后应该注意什么?

在进行内镜切除前,应该完善术前检查,充分评估病变,严格把握适应证。一般检查包括:心电图、胸部增强CT、超声内镜、血液检查等,对于病灶的评估可通过染色内镜或者放大内镜精查进行。

内镜下切除术后,根据病情差异,一般需要1-2天的禁食时间,之后可从流质饮食开始逐步过渡。对于病变范围大的患者,为预防食管狭窄,临床医生可能会进行一段时间的激素治疗,部分病例可能需要留置胃管。建议患者在内镜切除术后戒烟、戒酒。

术后病理需请专业医师判读,并判断是否需要追加外科手术或放化疗。术后规律的随访也是完整治疗周期的重要组成部分,在内镜切除术后,建议第3、6、12个月复查,后续每年复查1次。部分浸润较深的患者建议每年进行1次胸部CT检查,或者根据需要选择超声内镜或PET检查。

第四章 食管癌的外科治疗

一、外科术式简介

食管癌的外科治疗已有百年历史，其手术路径种类繁多，不仅可以经左胸、右胸甚至还可经纵隔不开胸完成食管切除。近年来，随着胸腔镜及腹腔镜技术的成熟，微创食管切除手术逐渐普及。而如何选择合适的术式，多取决于患者疾病特点和医师的临床经验及习惯。

常见外科术式：依据手术入路划分可分为如下三种。

左胸入路： ① 常规左后外侧剖胸一切口（Sweet 术式）

② 左后外侧剖胸、左颈二切口

右胸入路： ① 常规右胸二切口（经上腹正中切口 + 右胸后外侧切口，Ivor-Lewis 术式）

② 常规右胸三切口（右胸后外侧＋腹正中切口＋左颈，Mckeown 术式）

③ 腔镜辅助或机器人辅助下的 McKeown 术式

经纵隔入路：① 早期食管癌剥脱（THE 术式）

② 经颈部和膈肌裂孔食管切除及食管胃颈部吻合术

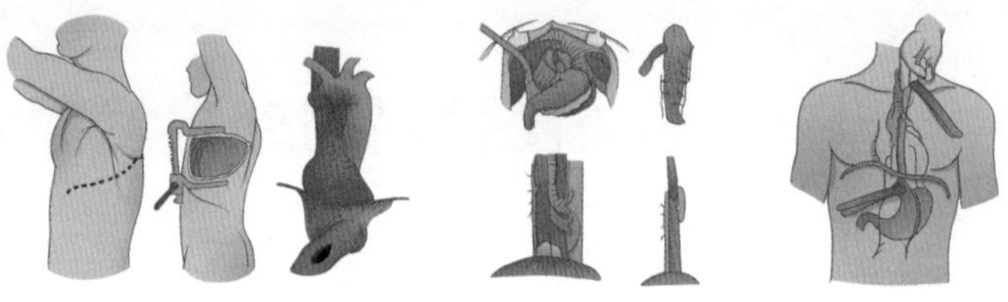

左胸（Sweet 术式） 右胸（Ivor-Lewis 术式） 不开胸（THE）

图 3-8

1. 消化道重建方式

对于大多数食管癌患者来说，因食管被癌细胞侵犯，通常需要切除大部分食管，此时食管的缺损就需要其他器官来替代。缺损的消化道重建可采用胃、结肠、空肠等器官。首选替代食管的器官是胃，有些食管癌患者以前做过胃部分切除术，“残缺的胃”无法替代食管；有的患者同时患有食管癌和胃癌，胃和食管需要一起切除，那么胃也不能使用，这时就需要选用其他器官来代替，如“结肠”来替代食管。简单来说，就是用胃、空肠或结肠来代替原来食管的位置和功能。

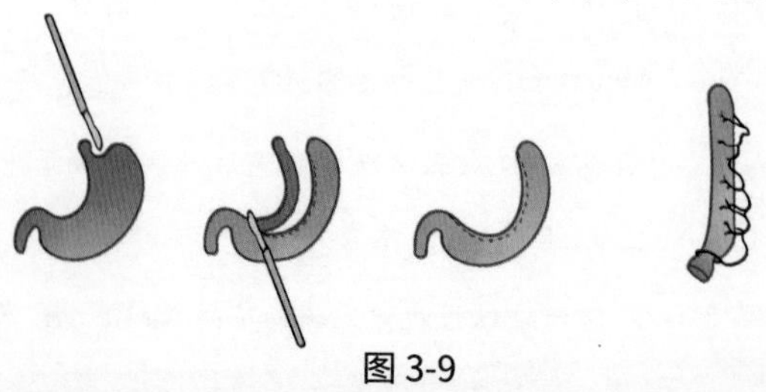

图 3-9

消化道重建需要将替代器官与食管接起来，这个过程叫作“吻合”。吻合方式多种多样，各有优缺点，均不能完全避免吻合口并发症。外科医师会依据自身经验及患者具体情况个体化选择合适的吻合方式。常见的方式有手工吻合和机械吻合。

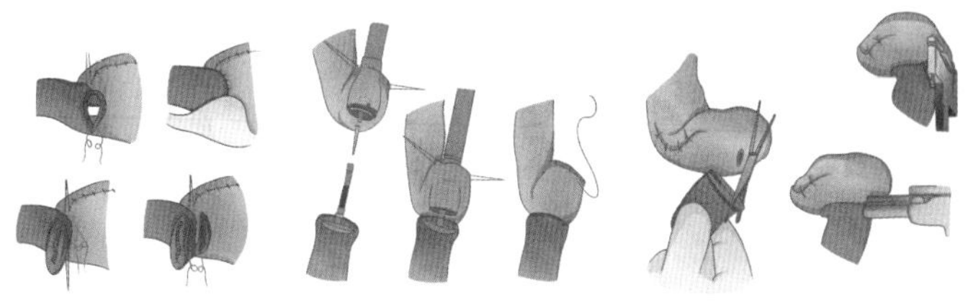

手工吻合　　器械吻合：端 - 侧吻合　　器械吻合：侧 - 侧吻合

图 3-10

2. 微创手术

传统的食管癌手术需要在胸部开一个约 30cm 长的切口，要切开皮肤、皮下、胸壁肌肉和肋间肌及胸膜等组织进入胸腔。通过切口，把肋骨撑开器撑放进胸腔，把肋骨撑开、暴露胸腔内的器官和结构。这对胸廓整体结构的破坏较大，术后患者的疼痛也比较明显。胸腔镜微创手术是在患者的胸部作数个小孔：包括观察孔和操作孔。通过观察孔把摄像头伸入胸腔，在摄像头的监视下，通过操作孔，将长臂纤细的外科手术器械伸入胸腔，完成食管和淋巴结的游离清扫切除肿瘤。胸腔镜手术的切口相对于常规开胸的切口，具有切口小、对胸部的完整性破坏小、术后恢复快等特点。

随着微创技术的发展，食管外科做到更加微创化及精准化，推动了食管癌手术的革新。微创食管切除术（minimally invasive esophagectomy, MIE）目前达到的共识认为MIE安全可行，可加快术后恢复，减少住院时间，减少术后并发症。MIE手术效果完全可以与传统开胸手术相媲美。

近年来机器人技术也不断应用于微创外科领域。机器人微创食管手术并不是由机器人来给病人做手术，而是由外科医生通过控制机器人手臂来进行微创食管手术。实际上与胸腹腔镜微创食管手术类似。机器人外科系统提供放大的三维立体视野，通过关节器械进行解剖，允许七个自由度手腕样灵活和震颤过滤。机器人辅助食管切除术在国内较大的医疗中心已逐步开展，其可行性和安全性得到国内同行的认可。

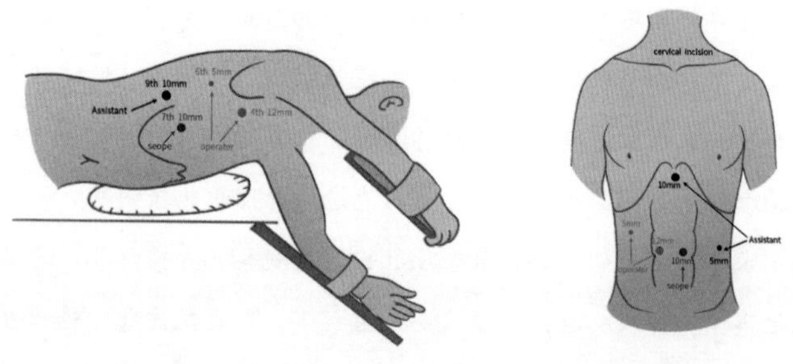

图 3-11 微创食管切除手术切口示意图

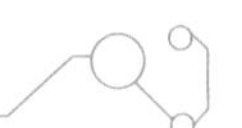

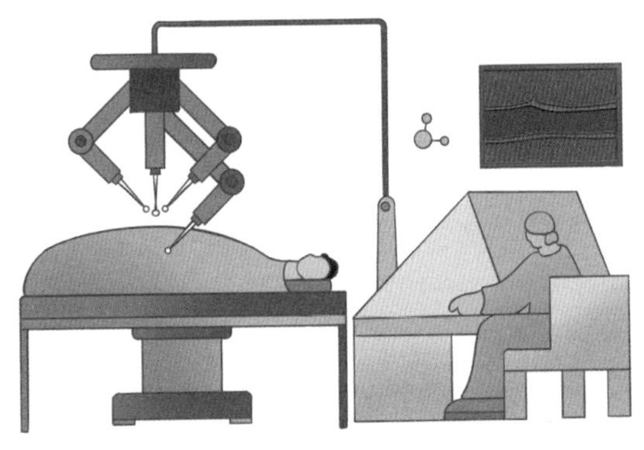

图 3-12 机器人辅助微创食管切除手术

二、术前准备，全面的身体检查与评估

食管癌手术涉及颈部、胸部和腹部三个部位，这会给患者带来较大的创伤。患者就诊后需要进行检查、和相关科室的会诊，首先对食管癌准确分期，然后对患者全身状态做好充分的评估，最终才能确定是否适合手术。因为每个检查本身有相应的局限性，需要综合多个检查对疾病的分期和患者身体状况做出更为全面和细致的评判。同时针对每个患者的情况针对性地进行手术前早期的医疗干预（包括营养评估与干预，肺功能锻炼，血压及血糖的控制等），可以减少术后并发症，缩短住院时间，促进患者早日康复。

你知道吗？

1. 微创手术能不能完全取代开胸手术？

微创手术是不是能完全取代传统开胸手术？答案是不能的。开胸手术是微创手术的基石。如遇到肿物严重外侵，与周围组织结构不清，仍需开胸手术确保手术安全性和肿瘤根治性来保障患者预后。因此也诞生了以腔镜技术作为辅助、传统手术为主的操作方式，称之为杂交手术（Hybrid surgery），此术式既兼顾了微创技术优秀的手术视野，又扩大了微创手术适应证。

2. 因患有基础疾病，长期口服一些药物，术前应该怎么吃？

除需要手术治疗的疾病外，患者（尤其高龄）往往会伴随一些其他疾病，这些疾病大多需要长期服药，如高血压、糖尿病、冠心病、失眠、抑郁、各种原因引起的疼痛等。其中一些药物推荐术前继续服用，而另外一些药物因对手术或麻醉有不良影响，需要术前停药。尤其是如阿司匹林、波立维等抗凝血药物，术前充分告知您的主治医生及麻醉医生，他们会给您提供一个最佳的用药方案。

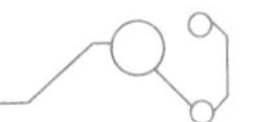

3. 肺康复训练对食管癌患者的重要性有哪些？如何进行？

围手术期短期肺康复训练有助于改善术前合并高危因素患者的心肺功能，并降低术后肺部相关并发症，加速患者康复。国内倾向于对患者术前进行短期综合肺康复训练（物理康复+药物康复），可显著降低术后并发症发生率和缩短术后住院时间。患者可以在医生和护士指导下行肺康复训练，如戒烟、有氧运动（通常是下肢耐力训练，如快走和慢跑相结合、爬楼梯等）、抗阻运动（自由负重、拉力带等）、气道廓清（有效咳嗽）以及呼吸训练器结合。美国胸科协会和欧洲呼吸协会建议每天肺康复运动训练时间累计 30~60 分钟，每周共 150~300 分钟，出院后建议至少 8 周。锻炼强度依据个人情况而定，循序渐进，若出现胸闷气短，请立即休息。

三、食管外科手术的麻醉方式与体验

食管外科手术因具有操作范围广、手术时间长、术中呼吸功能受干扰大等特点，半身麻醉（椎管内麻醉）不能满足手术需要，故通常需要在全身麻醉下完成。全身麻醉适用于所有大型手术，对于难以保留自主

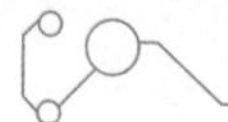

呼吸（腔镜手术或涉及胸腔内操作的手术）、高危手术或临时改变手术方案等情况具有明显优势。对于存在半身麻醉禁忌证的患者，全身麻醉也是最好的选择。

全身麻醉（general anesthesia）简称全麻，是指通过麻醉药物使人体进入一种类似睡眠的无意识状态，以便能够顺利接受外科手术的操作。这种状态是完全可逆的，当麻醉药物在体内逐渐被分解或排出后，人体的意识及各项机能会逐渐恢复。

全身麻醉使用的药物可分为静脉麻醉药与吸入麻醉药。顾名思义，静脉麻醉药物通过静脉输液的方式进入人体并产生麻醉作用；吸入麻醉药则通过呼吸进入人体并产生麻醉作用。静脉麻醉药与吸入麻醉药可产生协同作用，即当两者同时使用时，在满足食管手术操作要求的前提下，可以减少单一药物的毒性并降低药物不良反应的发生率，是目前较为推崇的全身麻醉方式。

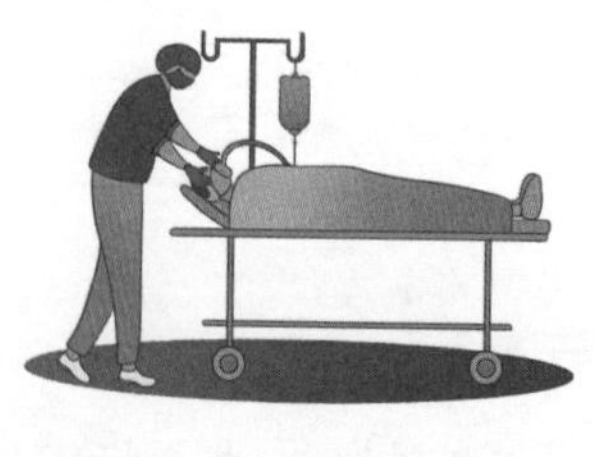

吸入麻醉

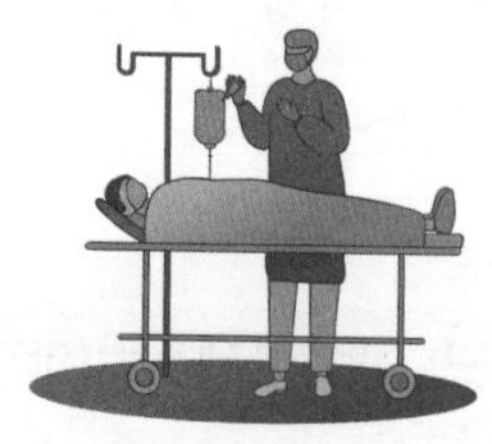

静脉麻醉

图 3-13

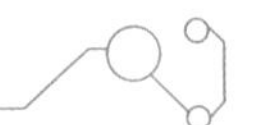

四、围手术麻醉期操作解读

1. 建立外周静脉通路——便于输液、输注药物

即“扎针输液”，护士术前会在您的胳膊或者腿上寻找一根直的、足够长的静脉进行“扎针”，以便进行静脉输液和经静脉给予麻醉药物。

2. 气管插管——术中给氧

全身麻醉后您的呼吸动作会被药物抑制，术中需要依靠呼吸机为人体输送氧气，麻醉医生会将一根气管导管通过口腔或鼻腔置入主气管并封闭固定。除保证了术中为患者稳定提供充足的氧气外，气管导管还可以有效避免术中您胃里的液体反流导致误吸并为吸入麻醉药物提供了可靠的给药途径。当手术结束停止使用麻醉药物后，您被麻醉药物抑制的自主呼吸功能将逐渐恢复，当条件允许时，麻醉医生会第一时间拔除您气管内的通气导管，而此时，您的记忆功能尚未恢复，所以事后往往无法回忆此过程。有时，气管导管引起的声嘶、不适感通常在住院期间即可完全恢复。

3. 中心静脉穿刺置管——保驾护航

常见的穿刺部位包括颈内静脉（脖子）、锁骨下静脉（胸前）及股静脉（大腿根）。术中如果出现意外大量失血的情况则需要进行大量补液、输血治疗维持循环，而外周静脉通路却因血管的收缩而无法进行快速、充足的液体输注。中心静脉通路正是为此而存在，因其所置静脉均为重要静脉且导管本身较外周静脉明显粗大，当出现严重低血容量事件时为最快、最有效的补液、输血扩容、挽救患者生命提供了强有力的安全保障。除此之外，食管手术后早期肠内营养较困难，经中心静脉行肠外营养较经外周静脉降低了静脉炎、不适感的发生率。

4. 动脉穿刺置管——时时记录血压、心脏功能及血液容量情况

动脉穿刺置管常用于食管手术的监测，穿刺部位通常为桡动脉（手腕处）。当动脉置管连接压力传感器后可以实时、快速、动态监测患者血压，为术中循环状况的快速诊断及干预提供了强有力的支持，从而保障围手术麻醉期安全。

5. 导尿——观察尿液的容量与性状

由于术前禁食、禁饮及术中失血、失液造成了有效循环血容量不足，术中往往需要对患者进行补液治疗。判断补液是否足够的重要标准之一即需要进行术中尿量监测。同时，尿量的足量产生也意味着良好的肾功能与充足的肾灌注。由于男性尿道较长，尿管对尿道的刺激也更强烈，术后的不适感较重。

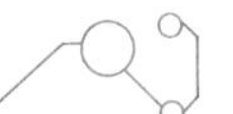

你知道吗？

1. 全身麻醉的安全性如何？

随着现代医学技术的发展，全身麻醉已广泛应用于临床，全身麻醉所使用的仪器、设备、药物也经历了数代革新，可以说全身麻醉已经发展到了非常成熟的阶段，其安全性也已得到了充分的保障。一项由日本麻醉协会发起的调查表示：在1999年到2003年的5年时间里，约500万例手术当中，因严重不良事件导致死亡的死亡率约为万分之6.78，而因麻醉导致死亡的死亡率约为万分之0.1，这一数据充分说明了现代麻醉已经是非常安全且成熟的技术了。

2. 有哪些方法可以降低术后疼痛？

疼痛从来都是患者最在意、最害怕的。食管切除术的疼痛管理因其手术时间长、创伤大等特点也一直是麻醉医生面临的难题之一。术后患者可同时存在多种不同性质的疼痛，包括切口痛、内脏痛及炎性痛等，如果干预不及时还可发展为严重的慢性疼痛。多模式镇痛目前是被普遍接受的疼痛管理方案，其原理是通过联合使用不同作用机制的镇痛药物并结合神经阻滞技术以提高镇痛效果并降低因使用单一镇痛药物引起的药物不良反应发生率，加速患者康复，缩短住院时间。针对食管切除术患者的疼痛管理方案包括胸段硬膜外阻滞（thoracic epidural analgesia，TEA）或椎旁阻滞（paravertebral block，PVB）联合静脉自控镇痛（patient controlled intravenous analgesia，PCIA）。

五、食管癌的新辅助治疗与辅助治疗

1. 新辅助治疗，为手术创造更好条件

对于局部晚期的食管癌患者而言，手术切除一直以来都是最重要的治疗方式。然而，既往局部晚期患者直接接受手术治疗的疗效往往不尽人意，直接手术术后患者能获得长期生存的概率仅有约三成，大部分患者在术后三年内出现复发或转移。因此，为提高治疗效果，术前化疗或放化疗加手术加术后辅助治疗的夹心治疗模式（手术为主的综合治疗）逐步应用。随着综合治疗理念的兴起，新辅助治疗，包括新辅助放化疗和新辅助化疗，也称为术前放化疗和术前化疗，成为食管癌综合治疗中极其重要的一环。新辅助放化疗是指，在手术切除肿

瘤前，有计划地施行同期放化疗，以尽可能缩小原发肿瘤、杀灭可疑转移灶内肿瘤细胞，之后再行手术，从而达到提升总体治疗效果的目的。新辅助化疗，则是在手术前运用 2~3 个周期的化疗。

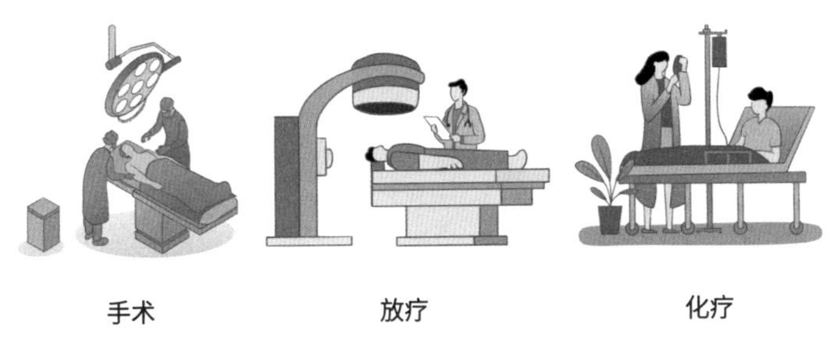

图 3-14 手术、放疗、化疗是食管癌治疗中最重要的治疗手段

2. 辅助治疗，巩固手术成果

目前，对于术前未接受新辅助治疗的局部晚期食管癌患者，主要是肿瘤有外侵或淋巴结转移的患者，推荐术后进行辅助治疗，常见的术后辅助治疗包括术后化疗或放化疗。近年来，肿瘤的免疫治疗发展迅速，已经成为继手术、放疗、化疗、靶向治疗后癌症的另一有效治疗手段。而在食管癌的综合治疗模式中，术后辅助免疫治疗也逐渐占有了一席之地，尤其是对于那些术前接受了新辅助放化疗，术后的病理中仍可检查到原发灶有肿瘤或者淋巴结转移的患者，术后免疫辅助治疗是目前的推荐方案。具体的术后辅助治疗方案，主治医师会根据患者的术后病理、术后恢复等情况制订，必要时可进行多学科会诊。

你知道吗?

1. 哪些病人适合做新辅助治疗?

适行新辅助治疗的人群主要为局部晚期食管癌患者。这里的局部晚期，主要指原发肿瘤浸润程度较深（cT3-4a）或是存在可疑淋巴结转移（cN+）的患者。这部分患者肿瘤负荷较重，但仍存在根治性切除的可能，行新辅助后手术，疗效更佳。

2. 医生要我做新辅助治疗是因为病情太晚已经无法手术了吗?

目前手术仍是食管癌的主要治疗方式，然而对肿瘤累计全层，或者局部有淋巴结转移的患者，虽然可以手术直接切除，但采取以手术为主的综合治疗效果更好。这就包括医生建议的先行新辅助治疗以后，再评估手术治疗。通常来说，经过新辅助治疗的大部分患者肿瘤可以有退缩和降期，然后再接受根治性手术，这样可以改善治疗效果。

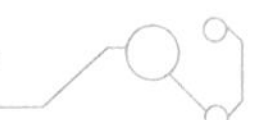

3. 为什么有些病人需要做新辅助治疗？新辅助治疗到底能给患者带来什么好处？

术前同期放化疗或术前化疗可以有效杀灭肿瘤细胞，一方面可以缩小肿瘤原发灶，提高根治性切除的可能性；另一方面也可以消灭可能存在的局灶性淋巴结转移，从而降低术后肿瘤复发的概率。国内外大型临床研究的数据均表明，在手术之前辅以同期放化疗，可以将患者的治愈率由原先接受单纯手术治疗的35%提升至60%左右，显著改善患者的长期生存，是已经经过临床验证的有效可靠的治疗模式。新辅助放化疗或新辅助化疗后手术，已被国内外临床指南推荐为局部晚期食管癌患者的标准治疗模式。

4. 接受新辅助治疗会不会错过手术的最佳时机？

并非只有手术才是在治疗肿瘤，放疗、化疗本身就是治疗肿瘤的重要方法，也就是说，在新辅助治疗开始的同时，肿瘤的综合治疗就已经开始了。完成新辅助治疗后到接受手术这一间歇期的时长（通常为4~8周），也是经过临床检验的最佳选择。在这一间歇时间内，一方面肿瘤还会继续发生坏死、缩小；另一方面，放化疗的毒性会逐渐消退，患者心肺肝肾等各方面机体功能逐步康复，有利于患者接受手术治疗，此时行手术可以使得整体的治疗效果达到最佳。有2%~4%的患者会在放化疗期间出现肿瘤进展、转移，这样的患者则接受不了下一步的手术治疗，然而，这种患者极有可能在治疗开始之初就已出现微小的肿瘤转移灶，即使不接受术前放化疗，直接手术，术后也会很快出现复发转移。

5. 新辅助放化疗和新辅助化疗之间，如何选择？

这两项治疗模式都是我国指南推荐的标准治疗模式，具体由主管专家根据所在医院的治疗条件、临床经验以及患者的具体情况进行选择。在选择之前，患者应该充分了解各种治疗方式的优缺点，并与医生进行详细的讨论，最终决定最适合自己的治疗方案。

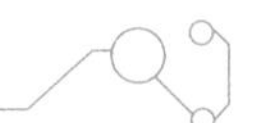

第五章 放射治疗

一、食管癌放疗技术的种类

由于中国食管癌主要以鳞状细胞癌为主，而鳞状细胞癌对放射线敏感，因此，放射治疗（简称放疗）在食管癌治疗中应用广泛，几乎从早期到晚期的所有期别均可应用放疗。放疗是借助放射线的穿透能力，破坏肿瘤细胞的成分，从而杀灭肿瘤细胞的治疗方法。随着放疗技术的不断进步，目前可应用于食管肿瘤的主流放疗技术包括：普通调强放疗（IMRT）、旋转调强放疗（VMAT）、螺旋断层放疗（TOMO）和质子放疗等。而伽马刀、赛博刀、放射性粒子植入等放疗技术，并不适用于食管原发肿瘤的治疗。

二、食管癌放疗的适应证

放疗在食管癌中的应用，主要在于以下几个方面：

· 拒绝或无法耐受手术的可切除食管癌的根治性放疗；

· 可手术食管癌的术前放疗；

· 可手术食管癌放化疗后“等待与观察”联合挽救性手术；

· 食管癌术后有肿瘤残留患者的辅助放疗；

· 食管癌术后局部复发肿瘤的放疗；

· 晚期寡转移（转移器官 <5 个）食管癌的放疗；

· 已发生转移的晚期食管癌的姑息性放疗（如骨转移灶的止痛放疗，脑转移产生压迫症状的减症放疗等）。

三、食管癌放疗的副作用

食管癌放疗最常见的不良反应是放射性食管炎，发生率在 80%~90%，但是不同的患者因照射部位、范围、剂量、营养状态、是否有糖尿病等情况不一，对此种副反应的感觉并不一样。放射性食管炎是食管黏膜受到照射引起的黏膜水肿和损伤。主要表现为从开始的咽部发干、发紧，也可产生异物感、进食梗阻感直至放疗中后期出现的吞咽疼痛、吐口水，较重者由于影响进食水而导致体重减轻等营养不良的情况发生。除此以外，乏力、厌食、恶心等也是放疗期间较常见的不良反应，但绝大多数较轻微。

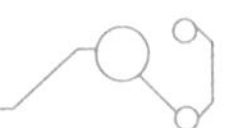

当放疗的同时联合化疗、免疫等药物进行综合治疗时，上述症状可能加重或出现的更早，并且会发生其他一些主要与药物治疗相关的不良反应，如白细胞、红细胞、血小板下降，免疫药物相关的副反应等。

放化疗不良反应的出现不必过于担心，有时候放化疗反应的出现对患者生存期延长反而有益（肿瘤疗效好）。患者只需积极应对，听从医生医嘱，配合医生处理，绝大部分患者的不良反应都会随着治疗的完成而渐渐缓解或完全消失。

你知道吗？

1. 放疗的具体流程是怎样的？

大部分患者并不知道放疗到底是怎样进行的？甚至还会要求带放疗方案回家。放疗方案为什么不能带走呢？这就要从放疗的治疗过程一步步说起。

第一步：确定放疗适应证后，医生会安排患者“定位”（耗时 20 分钟左右）。

定位的过程基本和做 CT 是一样的（我们叫作 CT 模拟定位），但是身体上要扣一个固定体膜（防止患者在放疗期间乱动，影响治疗准确性）。个别情况无须体膜固定，比如乳腺癌的放疗。

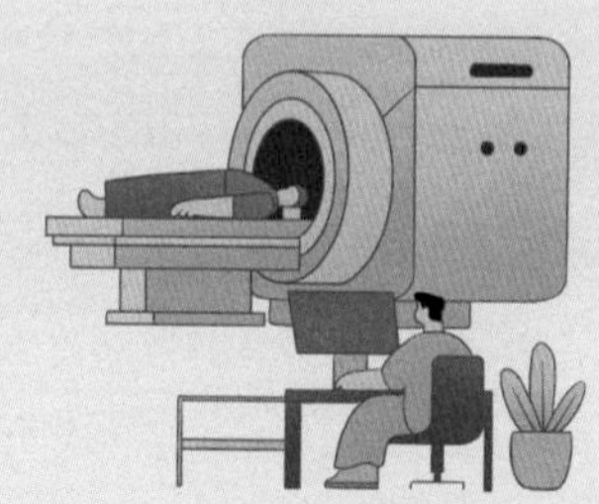

图 3-15 患者仰卧于 CT 模拟定位机，扣好热塑膜，进行放疗前的定位

第二步：将定位 CT 扫描的图像，传输至放疗特定的计划系统中（耗时 20 分钟左右）。

不同医院可能使用不同的计划系统，就像有人用苹果，有人用安卓，不同系统的信息无法兼容。放疗系统也是这样。

第三步：医生在放疗计划系统中调出定位 CT 图像，并进行照射范围的勾画（即靶区勾画，耗时 1~2 天）。

这一步比较关键，一般由有丰富经验的放疗科医生来针对肿瘤区进行勾画。哪里该多照射一点，哪里要少照射一点，都需要细致的考量。靶区勾画的正确性、精准性，直接决定患者的治疗效果以及患者的放疗副反应轻重。

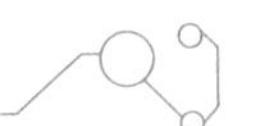

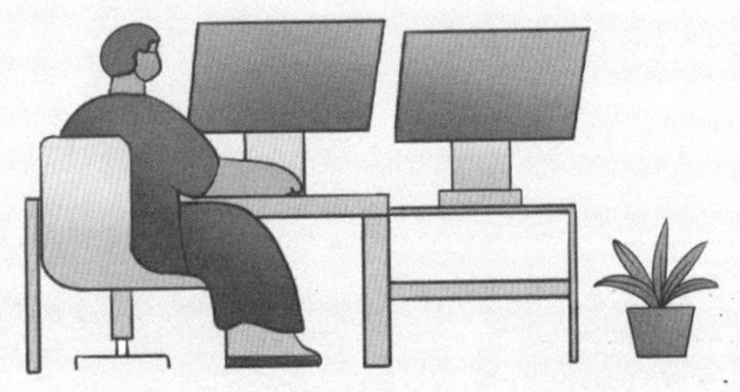

图 3-16 医生在计划系统上勾画靶区

第四步：物理师做放疗计划（耗时 3~5 天）。

医生画好靶区以后，就需要交由物理师来完成放疗计划。物理师会设计一个满足这些靶区照射要求的计划，完成后需要医生再次评估，计划通过后，就该准备开始放疗了。

第五步：放疗可以开始了！（基本当天计划做好，就可以治疗了）

病人要躺在加速器上，开始第一次放疗。通常第一次放疗我们叫作“摆位”，就是把患者的体位摆正，这一步骤由放疗技术员完成。

“慢工出细活”，是肿瘤放疗的特点。患者一般从定位到治疗上大概是一周左右的时间，当然，不同单位因治疗患者数量、工作流程及加速器台数不同等原因，放疗准备时间有差异。

2. 你知道放疗前在衣着方面需要做哪些准备吗?

首先，我们建议患者准备一件宽松的套头衫，因为放疗每天都要做（一般是周一到周五），并且，对于头颈部和胸部肿瘤放疗的患者一般是不穿衣服的，所以，准备一件较薄的套头衫能够方便您的每日穿脱。其次，对于要放疗颈胸部的患者，建议衣服是大领口，纯棉质地的，这样能够避免衣领摩擦皮肤，从而起到保护皮肤的作用，减轻皮肤反应。最后，这件贴身的衣服，建议买便宜实惠的，因为放疗的时候，我们会在患者的身上画定位线，画线的墨水很可能会把您的衣服染脏。综合以上几点，夏天的时候，似乎一件大领口的T恤衫非常符合我们的要求。特别需要注意的是，放疗加速器机房因维护设备运转需要较低的室温，患者穿脱衣物一定要迅速，避免感冒着凉。

3. 放疗期间饮食如何安排?

刚开始放疗的患者可能会出现乏力、食欲下降的情况，少数患者伴有恶心，但多数症状轻微，无须处理。如果放疗同时给予化疗，则以上症状可能加重，个别患者会出现呕吐。此时，除了止吐、抑酸、增强食欲等药物处理，患者可选择自己喜欢吃的任何食物，但尽量是柔软的、易消化的食物，可以配合口服肠内营养制剂。

如果出现放射性食管炎也不用担心。一般轻度放射性食管炎不会影响患者进食，无须特别处理。中度反应者可通过一些药物治疗缓解症状，较严重者可静脉抗炎并配合少量激素使用。饮食方面建议多饮水、半流食、高蛋白、常温、少食多餐等，同时建议补充肠内营养制剂。有时吃些雪糕、冰激凌等，患者会觉得比较舒爽。不要食用酸辣刺激、质硬、高温、含钾高的食物。部分食管炎症状较重，无法依靠经口进食满足日常营养需求的患者，建议鼻饲管置入（适用于术前或根治性放疗）或胃造瘘（适用于根治性放疗），这样做的目的之一就是避免因营养不良导致身体情况恶化从而造成放化疗中断。根据患者身体恢复情况，放射性食管炎在放疗结束后 2~8 周可自行缓解。

第六章 系统性药物治疗

系统性药物治疗是以各种药物来杀灭肿瘤细胞、控制播散为目的治疗方式，主要包括化疗药物、靶向药物和免疫药物等，在食管癌的治疗中占有重要的地位。近年来，随着分子靶向和免疫治疗等新药的不断开发和应用，药物治疗在食管癌综合治疗中发挥着越来越重要的作用。目前，药物治疗在食管癌中主要应用领域包括针对局部晚期患者的新辅助治疗、辅助治疗、根治性治疗以及针对晚期患者的姑息性治疗。

人们常说的化疗是化学药物治疗的简称，即使用静脉输液或口服化疗药物进行治疗，达到控制或根治肿瘤的目的。食管癌最常用的化疗方案以铂为基础，铂类药物包括顺铂、卡铂、奥沙利铂、洛铂、奈达铂等，其联合方案包括氟尿嘧啶联合铂类，紫杉醇联合铂类、白蛋白紫杉醇联合铂类、长春瑞滨联合铂类，其中以紫杉醇或白蛋白紫杉醇联合铂类的方案临床应用较多。

常见的化疗方式分为以下几种：①新辅助化疗；②辅助化疗；③同步放化疗；④姑息性化疗。新辅助化疗及辅助化疗在外科治疗部分已经详细讲述。同步放化疗是指在放疗的同时使用全身药物化疗，在提高放疗效果的同时可以降低肿瘤转移的风险。姑息性化疗，对于复发或转移性食管癌，根据患者身体状况和肿瘤侵犯范围，给予合适剂量的化疗，以达到控制病情。

免疫治疗是近年来食管癌治疗领域的重要突破，使用的药物主要但不限于免疫检查点抑制剂。免疫检查点本是人体免疫系统中起保护作用的分子，起类似刹车的作用，防止T细胞过度激活导致的炎症损伤等。肿瘤细胞利用人体免疫系统这一特性，通过过度表达免疫检查点分子（PD-L1），抑制人体免疫系统反应，逃脱人体免疫监视和杀伤。目前临床上研究和应用最广泛的免疫检查点抑制剂包括PD-1、PD-L1和CTLA-4单抗，通过抑制免疫检查点活性，释放肿瘤微环境中的淋巴细胞的免疫刹车，重新激活T细胞对肿瘤的免疫应答效应，从而达到抗肿瘤的作用。目前临床中推荐应用免疫治疗的食管癌患者人群包括：转移性食管癌患者可以在一线治疗（初次治疗）和二线治疗（初次治疗失败后）应用免疫治疗。免疫治疗与化疗、放疗、靶向治疗等其他方式的联合往往具有协同增效的作用，成为目前研究的热门领域。

作用于肿瘤细胞特定的靶点来治疗肿瘤的药物被称为分子靶向治疗。目前食管癌的靶向治疗只推荐用于转移性食管癌患者，推荐的靶向药物包括抗血管生成药物及抗HER-2药物。

你知道吗？

1. 什么是转移性食管癌？

转移性食管癌通常为Ⅳ期，即在患者发现食管癌时全身评估出现了其他远离食管部位的转移，也称远处转移。主要表现为其他重要脏器，如肝、骨、肺等脏器的转移，也可以表现为远离食管原发灶的淋巴转移，如腹膜后淋巴转移。

远处转移可以出现在首次发现食管癌时，也可以出现在治疗过程中，如最初诊断食管癌时全身评估并没有其他器官转移或远处淋巴结转移，在食管癌的治疗过程中或食管癌术后随访中出现了远处转移。

Ⅳ期患者大多数已失去根治性治疗机会，以姑息性治疗为主，治疗目的是控制肿瘤增长、延长患者的生存时间、提高患者的生活质量。治疗方式主要包括放疗、化疗、靶向治疗、免疫治疗、内镜下治疗（食管扩张、食管支架）、营养支持治疗和镇痛等对症治疗，使食管癌患者获益最大。

2. 已经转移的食管癌患者还有必要接受化疗吗？

对初诊晚期转移性食管癌患者，如能耐受，可行系统性药物治疗。转移性食管癌经全身治疗后出现疾病进展，可更换方案治疗。对根治性治疗后出现局部复发或远处转移的患者，如能耐受，可行系统性药物治疗。化疗是晚期食管癌患者首选的治疗方法之一，通过化疗能杀伤机体的肿瘤细胞，控制其继续扩散转移，达到改善症状、延长生命的目的。在化疗有效的情况下可以延长患者生存。

一般情况良好、肝肾功能及血常规检查正常、能够配合治疗的患者，可进行化疗；一般情况欠佳、肝肾功能有异常的患者，化疗应该谨慎；一般状态差、恶病质、肝肾功能和（或）血常规明显异常、患者拒绝化疗等情况下，不适宜进行化疗。目前的化疗药物种类很多，医生会根据患者情况制订不良反应少、疗效较好的方案，体质弱、年龄大、进食少、难以耐受常规化疗已经不再是化疗的壁垒，可以根据患者整体情况制订个体化方案。

3. 食管癌患者化疗前需要做哪些评估？

评估肿瘤情况：通过病理学和细胞学检查明确病理类型，通过病史、体格检查、影像学检查明确疾病的性质、肿瘤侵犯范围，以确定治疗目标。

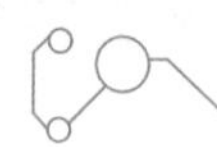

评估患者身体条件：患者一般状况良好，ECOG PS 评分 0~1 分。化疗前 1 周内血常规、心电图等检查，以及心、肝、肾和造血功能无明显异常。

评估合并疾病情况：评估患者有无消化道活动性出血以及胃肠梗阻、穿孔、栓塞、休克等严重并发症。

4. 食管癌化疗为什么要按周期进行呢?

肿瘤细胞的生长是有周期的，细胞群中一部分细胞处于增殖期，处于这个时期的肿瘤细胞对化疗药物较为敏感；另一部分肿瘤细胞处于静止期（也被称为休眠期），处于这个时期的肿瘤细胞对化疗药物不敏感。

化疗需要按周期进行，通过一次化疗对体内增殖活跃的肿瘤细胞进行杀伤后，需要等待一段时间，在静止期的细胞进入增殖期后再次进行化疗，以获得更好的疗效。

5. 食管癌患者接受免疫治疗前需要做哪些准备?

患者需要与医生充分沟通，了解免疫治疗潜在的不良反应风险，权衡利弊，谨慎选择；让医生了解自己的既往病史（如心血管疾病、感染性疾病、自身免疫性疾病等）及详细用药情况。治疗前需要排除免疫治疗禁忌的患者，如自身免

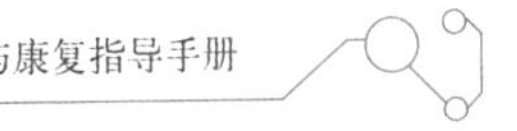

疫性疾病患者、活动性感染患者和器官移植患者等。医生会为患者选择相应的检查以评估其是否容易发生免疫相关不良反应，并向患者介绍免疫治疗的相关知识。

6. 免疫治疗需要持续多久？

针对晚期食管癌患者，如果免疫治疗对患者有效，医生通常会推荐进行免疫维持治疗，以期达到长期控制肿瘤的目标。临床中常规推荐免疫治疗维持 2 年。针对食管癌术后免疫辅助治疗，推荐免疫治疗的应用时长为 1 年。

7. 有无可以预测免疫治疗疗效的客观指标？

目前临床中常把 PD-L1 表达作为食管癌免疫治疗的预测标志物，但部分 PD-L1 阴性患者也能从免疫治疗中获益，因此单纯 PD-L1 表达的预测意义相对有限，但仍是目前临床上应用最普适的标志物。其他可能具有预测意义的标志物包括肠道菌群、炎症因子表达和基因突变负荷等，但均须进一步研究验证。

第七章

营养支持治疗

食管是食物进入消化道的重要通道，因此，中晚期食管癌患者常因吞咽梗阻导致营养不良和体重下降，存在严重的营养风险，影响食管癌患者对手术、放疗、化疗的耐受性，进而影响食管癌患者的生存。为了确认患者的营养状况，建议在治疗前及治疗过程中对患者进行营养评估。对于体格偏瘦、体重明显下降及营养评估量表判定有营养风险的患者，建议进行营养支持治疗。良好的营养支持可以维持患者的体重，调节炎症和免疫反应，提高患者对治疗的耐受性和生活质量，改善患者生存。

一、营养评估的方法与重要性

对所有确诊食管癌的患者，均应进行营养评估。对于营养状况良好但预期有营养风险的患者，需要定期进行营养评估，及时予以营养

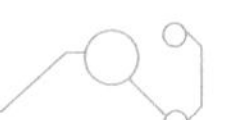

表 3-5

营养风险筛查评分简表（NRS2002）

姓名：__________ 性别：__________ 年龄：____岁 身高：__________

联系方式：______________ 体重：__________ BMI:__________

主要诊断：

营养风险总评分： 分 （疾病有关评分+营养状况评分+年龄评分）

风险初筛： 以下任一项答“是”，则进入最终筛查；答“否”，应每周重复调查一次。

是否 BMI<20.5？（体重/身高^2，kg/m^2）	是 □	否 □
患者在过去 1-3 个月有体重下降吗？	是 □	否 □
患者在过去的 1 周内有摄食减少吗？	是 □	否 □
患者有严重疾病吗（如 ICU 治疗）？	是 □	否 □

主要诊断： 如果患者有以下疾病请在□打“√”，并参照标准进行评分（无为 0 分）

评分 1 分：营养需要量轻度增加。

髋骨折 □ 慢性疾病急性发作或有并发症者 □ COPD □ 血液透析 □ 肝硬化 □
长期血液透析 □ 糖尿病 □ 一般肿瘤患者 □

评分 2 分：营养需要量中度增加。

腹部大手术 □ 脑卒中 □ 重度肺炎 □ 血液恶性肿瘤 □

评分 3 分：营养需要量重度增加。

颅脑损伤 □ 骨髓移植 □ ICU 患者（APACHE>10 分）□

小结：疾病有关评分__________

营养状况：

1. BMI （kg/m^2） （体重________kg 身高________m）

□ 18.5-20.5（2 分） □ 小于 18.5（3 分） *小结____分

注：因严重胸腹水、水肿得不到准确 BMI 值时，用白蛋白替代（按 ESPEN 2006）g/L（<30g/L，3 分）

2. 近期（1~3 个月）体重是否下降？（是□，否□）；若是体重下降 kg

体重下降>5%是在：□ 3 个月内（1 分） □ 2 个月内（2 分） □ 1 个月内（3 分） *小结____分

3. 一周内进食量是否减少？（是□，否□）

如减少，较从前减少 □ 25%-50%（1 分）□ 50%-75%（2 分）□ 75%-100%（3 分） *小结____分

综合：营养受损评分 □ 0 分 □ 1 分 □ 2 分 □ 3 分（注：上述 3 个小结评分取 1 个最高值）

年龄评分： □ 70 岁以上（1 分） □ 70 岁以下（0 分）

调查者： 审核者： 日期：

干预。对于存在营养风险的患者，推荐进行营养支持。本章介绍的营养支持适用于治疗前、接受化疗、免疫治疗、放疗及手术治疗前的患者，食管癌术后的营养支持见第四部分。

所有食管癌患者，在诊断、治疗前、治疗中及治疗后，均推荐采用营养风险筛查评分简表（Nutrition Risk Screening Score Short Form，NRS2002）进行营养评估，NRS2002 简单、易行，便于掌握。对营养筛查有风险的食管癌患者，推荐进一步采用患者主观整体评估（patient-generated subjective global assessment，PG-SGA）进行营养评估。PG-SGA 是一种更全面的肿瘤患者特异性营养状况评估工具，包括病人自我评估和医务人员评估两个部分共 7 个方面的内容。

二、营养支持治疗方法

常用的营养支持方式包括肠内营养支持和肠外营养支持。对于有胃肠消化功能的病人，建议首先考虑肠内营养支持。肠外营养是指通过静脉输液补充营养，对于肠内营养不能提供足够营养的病人，推荐肠内营养联合肠外营养或全肠外营养。

肠内营养支持首先推荐经口进食，对于合并进食哽噎严重、食管瘘、放疗性食管炎等经口进食不能满足营养需要的患者，可以考虑放置经鼻胃 / 肠管；对于食道梗阻严重，无法放置经鼻营养管的患者，可以采用经皮胃 / 空肠造瘘术或外科手术胃 / 空肠造瘘术给予营养支持。患者应均衡饮食，保证日常摄入能满足日常营养和热量需求、维

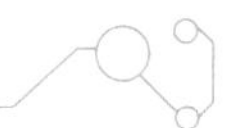

持健康的体重。除了日常饮食中注意食物的搭配外，患者也可以选用商品化的肠内营养制剂进行营养支持。

对于消化功能不全或危重症等肠内营养无法满足正常人体需要的患者，推荐行肠内营养联合肠外营养或全肠外营养支持。在肠外营养支持中，患者通过静脉输液补充水、电解质、糖、微量元素、维生素、氨基酸和脂肪乳等营养素。肠外营养通路分为经外周静脉及经中心静脉途径。需要根据患者的病情、预计营养支持时间、所用营养液的类型等因素综合考虑，决定使用何种静脉途径。对于病情较重、预计肠外营养支持时间较长、所用营养液渗透压较高的患者推荐采用中心静脉营养支持。

你知道吗?

1. 吃的食物太有营养，会促进肿瘤生长吗？吃素会抑制肿瘤生长吗?

研究证实补充营养不会促进肿瘤生长，吃素也不会抑制肿瘤生长。与之相反，肿瘤是一种消耗性疾病，在肿瘤生长过程中吸收人体大量养分，很多肿瘤晚期病人死于营养缺乏引起的恶病质。也有许多患者因营养状况良好，可以耐受抗肿瘤治疗而长期存活。因此，患者的营养状况与治疗耐受性和预后密切相关。对于能经口进食的患者需要营养均衡，对于经口进食和胃肠营养不足以支持患者的营养状况，则需要肠内营养联合肠外营养共同支持治疗。

2. 为了补充营养，多喝汤行吗？

百姓常常有喝汤来补充营养的说法和习惯，但喝汤补充不了足够的营养。汤里面营养成分并不多，汤中仅含有嘌呤、肌酐、少量游离氨基酸、少量的钾、钠、钙、镁等离子。过量喝汤不但不能提供充足的营养，还会影响摄入其他食物，导致营养不均衡。

肿瘤患者应饮食均衡，适量摄入肉类、鱼类、蛋类、奶类、豆制品等食物补充蛋白质，同时摄入适量谷类、蔬菜、水果。

3. 为什么我吃的东西很多/打了营养液，体重还在下降？

食管癌是一种消耗性疾病，患者应给予高蛋白质、高脂肪、低碳水化合物的营养。推荐能量摄入至少大于（25~30）kcal/（kg · d）。对于一般患者，蛋白质目标推荐量应大于 1.0g/（kg · d）。对于手术、放化疗患者，蛋白质目标摄入量建议提高至（1.5~2.0）g/（kg · d）。如果体重还在下降，往往提示患者营养供给不足，需要调整饮食或摄入更多的营养液。

4. 什么样的病人需要管饲营养支持，需要在何时进行管饲？

管饲营养支持，即通过鼻饲管、空肠造瘘管等营养管路输注营养液或者流质。对于合并严重进食哽噎、食管瘘、放疗性食管炎等经口进食不能满足营养需要的患者和术后暂时不能经口进食的患者，需要进行管饲营养支持。对于需要进行管饲治疗的患者，应在疾病确诊、治疗开始前即予以管饲营养支持。

5. 下了鼻饲管感觉很难受，鼻饲管对我的疾病有什么好处，为什么要下鼻饲管？

食管癌患者常合并食道梗阻，导致患者进食受限，不能摄入足够的营养，而鼻饲管可以很好地帮助患者解决进食梗阻这个问题，是食管癌患者摄入营养的重要通道。除此之外，管饲营养的总量和营养配比也更容易计量和调整，更容易给予患者更均衡的营养支持。

除了食管本身的梗阻之外，食管癌的治疗，如化疗、放疗也会引起患者的恶心呕吐、食欲减退或食管炎，加重患者的营养不良，管饲营养可以帮助患者跨过这些副反应，摄入足够的营养。

除此之外，食管癌患者术后因消化道切除重建，一段时间内不能经口进食，需要进行管饲营养支持。术前进行管饲营养可以帮助患者及早适应，减少术后管饲导致的消化道副反应，有利于患者的术后康复。

6. 下了鼻饲管很难受，我应该怎么办，什么时候可以拔掉鼻饲管?

患者置入鼻饲管后，一般会有口咽部不适的症状，需要患者适应和逐渐耐受。患者出现严重口咽部不适后可联系主管大夫进一步确认鼻饲管的位置、深度有没有问题，必要时调整鼻饲管位置。患者所有治疗结束后，经口进食可满足身体营养需要时可拔除鼻饲管。

7. 化疗的病人，饮食需要注意什么?

食管癌患者治疗过程中，除了摄入足够的营养之外，还要摄入足量的水分。对于化疗导致恶心、呕吐、食欲减退的患者，可以考虑通过输液和管饲补充足量的营养和水分。

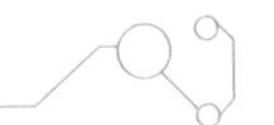

8. 食管放疗病人饮食有什么要注意的？

食管癌患者放疗时会对食管黏膜造成损伤，加重患者的进食哽噎。患者在饮食过程中要尽量减少对食道的刺激，食物以流食、半流食为主，温热要适中，避免过热，建议多吃高蛋白、生津、润滑且刺激胃肠蠕动的食品，不要吃油炸、辛辣、坚硬、黏性高易发生梗阻的食物。必要时可以考虑输液或管饲营养。

9. 食管手术病人围手术期和出院后饮食需要注意什么，如何保证营养均衡？

食管手术病人围手术期和出院后饮食的原则是少量多餐，软食为主，易消化，营养均衡，避免刺激性和油腻的食物，细嚼慢咽，饭后保持半坐位或坐位，防止胃内容物反流。

食管手术病人围手术期和出院后饮食的具体方法如下：

术前：如果存在营养风险，应在术前7~10天开始营养干预，采用口服营养制剂或管饲肠内营养补充。

术后：术后应尽早恢复经口进食，首先遵医嘱可开始进流食，逐渐过渡到半流质和软食。如果经口进食不能满足营养需求，可使用口服营养制剂或管饲肠内营养补充。

出院后：出院后应继续保持少量多餐、软食为主、易消化、营养均衡的饮食习惯，注意摄入足够的蛋白质，适量食用水果、蔬菜。如果食欲差或体重减轻明显，可继续口服营养制剂，或寻求医师的帮助。患者出院后应定期复查，评估营养状况，及时调整营养治疗方案。

第八章
临床研究探索新的治疗方案

临床研究，也称临床试验。指任何在人体（病人或健康志愿者）进行药物或诊断治疗方法的系统性研究，目的是确定试验药物或诊疗方法的疗效与安全性。可以说，临床试验是新的诊疗方法进入临床实践不可缺少的一个步骤。抗肿瘤新药或新的诊疗方法在进入临床应用前，都要进行临床试验，获得在人身上的真实数据，从而确保它的安全性和有效性。我们目前应用的所用药物包括抗癌药物都必须经过临床试验，确保药物的安全性和有效性，才能正式应用到病人身上。

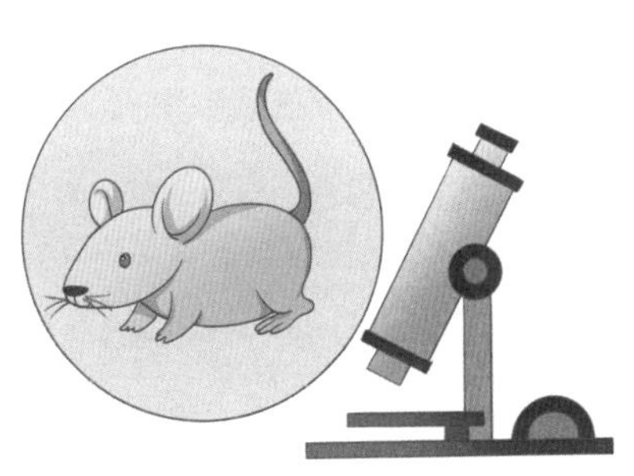

图 3-17 参加临床试验并非是去当小白鼠

很多人的第一反应，参加临床试验就是去当“小白鼠”，其实不然。以新药临床试验为例，首先，新药在用到人身上之前，已经在鼠、狗、猴等动物身上做过大量实验，获取了足够安全性和有效性的信息，才会开展。其次，无论是在中国还是在其他国家，任何一个新药或新疗法在开展人体试验前，都需要经过国家药品监管部门的批准，国家药监局药品审评中心会对药物的临床前研究数据进行评估，审查试验方案的科学性、安全性、有效性；同时，该试验方案还要经过伦理委员会的审核，只有当参加试验的受益大于风险时，实验方案才会被通过。最后，在整个临床试验过程中，患者会获得比普通患者更多的关注，不仅有主治医师的医疗服务，还会得到更多专业人员（如药师、研究协调员）的关怀与全程服务，还有各监管部门层层把关，以确保试验安全、可靠的开展。

当然临床试验不仅仅包括药物，还包括治疗方法、诊断方法等。比如对于局部晚期食管癌患者，以前的传统治疗模式是直接手术，现在的治疗模式是新辅助治疗后手术，这一治疗方法的改变就需要临床试验。将局部晚期食管癌患者随机分为两组，一组接受直接手术，一组接受新辅助加手术；最后结论证实新辅助治疗加手术这一组的长期生存更好，新辅助加手术就成为新的标准的治疗方法。同新药临床试验一样，试验方案也要经过伦理委员会的审核，只有当参加试验的受益大于风险时，实验方案才会被通过。

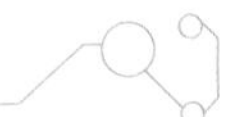

你知道吗？

1. 是不是每个人都可以参加临床试验？

所有的临床试验都有关于谁可以参加临床试验的指导原则，这就是“入选/排除标准”，允许参加临床试验的因素为“入选标准”，不允许参加临床试验的因素为“排除标准”。这些标准是根据年龄、性别、疾病种类、分期、治疗史、基础疾病情况等多种因素制订的，只有符合标准的人才可以参加相应的临床试验。因此，如果有意愿参加临床试验，从病理结果出来、疾病确诊的那一刻起，就可以考虑了。目前关于食管癌诊疗的各大指南，都推荐患者加入符合条件的临床试验。参与临床试验必须符合入选标准，而不是谁想参加就可以参加的。但参与临床试验后如果有任何原因想退出临床试验也是允许的。

2. 如何找到适合自己的临床试验？

当你明确自己的疾病信息，并且有意愿参加临床试验时，可以通过以下几种途径找到适合自己的临床试验：

(1) 咨询自己的主管医生：主管医生对于患者的病情

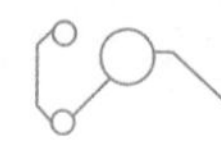

是最为熟悉的，可能知道或者查询到一些正在进行的临床试验，再根据病情给出一个合理的建议。

（2）微信公众号：很多医疗机构都开设了临床试验相关的微信公众号，通过输入疾病名称、分期等信息，就可以筛选出适合自己的临床试验。

（3）临床试验门诊：越来越多的医疗机构开设了临床试验门诊，旨在为有意愿参加临床试验的患者提供咨询、筛选、检查等服务。

（4）官网：通过国内网站 http://www.chinadrugtrials.org.cn/index.html，登录后搜索癌种查询，点击搜到的试验，就可以看试验内容以及在哪些医院开展，还有电话等联系方式；通过国外网站 https://clinicaltrials.gov，还可以了解到国际上最新的临床试验招募情况。

（5）招募广告：在医院的大厅、电梯口、宣传栏，经常可以看到新药临床试验的招募广告，里面详细介绍了招募人群的要求，还留有联系人的电话，通过简单的咨询即可了解是否适合自己。（注：通过招募广告了解临床试验时，一定要通过正规医院的公开宣传栏了解。）

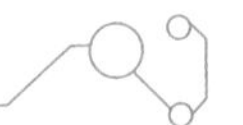

3. 参加临床试验的获益和风险有哪些？

获益：

（1）新药临床试验中提供给患者的药物大部分是免费的，这可以一定程度上减轻患者沉重的经济负担。此外，有些临床试验还为受试者提供了不同程度的诊断治疗费用减免或发放补贴，例如检查免费、随访的交通补贴、营养补贴，以及试验结束后的药物赠送等。

（2）患者参加试验能获得更先进的诊治手段，而且有极大可能从中获益，还能了解当前国际上针对自己的疾病的治疗水平和最新进展，同时得到最专业的医疗团队的密切随访和跟踪。

风险：

（1）临床试验的治疗可能无效，或者小部分患者出现一些未预料到的、严重的、甚至危及生命的副作用。

（2）参加临床试验可能要耗费更多一点时间和精力，比如经常去试验点，接受更多的治疗、多次采血和检查等，在医院观察更长的时间。

第四部分

食管癌的全程康复管理

第一章
术后住院期间康复

一、食管癌术后分阶段康复管理

目前，由于各个医疗中心常规开展食管癌手术的术式均有所差别，部分医院术中空肠造瘘管、十二指肠营养管或胃肠减压管可能不常规安置，术后管理也存在不同，以下所提及术后康复过程讨论术中常规安置营养管、胃管的术后管理，大部分医院和患者均在应用，具有一定普适性。

1. 第一阶段：禁食阶段的关键护理（术后第 1 周内）

由于食管癌手术均需要消化道重建和吻合，术后早期阶段患者需要禁食禁饮一段时间，这段时间主要靠管饲（肠内营养）和 / 或静脉输液（肠外静脉高营养）支持。如无营养管，则完全需要肠外静脉高营养支持，可选择商品化的营养液或配置营养液，需注意适当的热量供给、氨基酸供给及微量元素的供给。

如预计超过 1 周不能进食，术中可常规安置营养管，术后肠内营养可在第 1 天，先试通过鼻饲管或小肠造瘘管注射生理盐水，如无特殊不适，可再经此管道注射肠内营养液或米汤、菜汤、牛奶、果汁等食材，需特别注意的是，自行输注的食材，均为流质不含渣，可在输注前用漏网过滤残渣，避免堵塞营养管。

2. 第二阶段：流食 / 半流食的逐步适应（术后 1 周至 3 周）

此阶段，为吻合口瘘的高发时期，吻合口瘘可有各种临床表现，如发热、胸腔引流管引流出脓性液体、胸痛、呼吸困难、心慌不适等。一旦患者出现相关症状，需高度警惕吻合口瘘的可能，立即禁食禁饮，并根据影像学检查如消化道造影或胃镜结果判定是否存在吻合口瘘。如排除吻合口瘘，可以拔除胃肠减压管，经口进食。可给予米汤、牛奶等流质饮食，每次 100~200ml，每天 5~7 次分餐。如果流食 2 天后无明显不适症状，可进入半流食阶段，以易消化的食物为主，如鸡蛋羹、稀粥等，少食多餐。（表 4-1）

表 4-1 食管癌术后流食 / 半流食食谱

饮食种类	定义	举例	次数	单次摄入量
流食	液体食物或在口腔可融化为液体的饮食	米汤、藕粉、蛋汤、牛奶、鱼汤、蔬菜汁、鲜果汁等	每日 5~6 次	100-200ml
半流食	是一种稀软的、易咀嚼吞咽、易消化的饮食形式	鸡蛋羹、稀粥、面片、面条、疙瘩汤、豆浆、豆腐脑等	每日 3~5 次	根据自身情况进食，但一次不能进食过多过饱

3. 第三阶段：普食阶段的注意事项（术后 3 周以后）

此阶段大多数患者已顺利拔管出院，此阶段吻合口瘢痕形成，需预防吻合口狭窄形成，可适当吞咽馒头预防吻合口狭窄。此外应注意营养均衡，选择蛋白质含量高的饮食，如：鱼肉、鸭肉、鸡肉等，促进身体尽快恢复至手术前。如果进食不能保持营养状况和正常体重，必要时可以在正常饮食间歇口服补充胃肠全要素营养液。

二、食管癌术后并发症的表现与预防

手术治疗是可切除食管癌最重要和有效治疗方式，但由于食管癌手术涉及大部分食管切除和胃肠道重建及吻合，相较其他手术，难度高、创伤大、手术时间长、术后各种并发症发生概率较高。一旦发生术后并发症可对患者的围术期康复产生严重的影响，甚至威胁生命。因此，术后需注意观察患者各种临床表现，及时辨别和处理住院期间各种可能出现的并发症，对患者的短期恢复及长期预后具有重要的临床意义。

1. 吻合口瘘的症状与处理方法

吻合口瘘是最常见也是最严重的食管癌术后并发症之一，其发生率为 5.0%~22.4%。吻合口瘘发生与多种因素有关。包括患者营养状况、伴发疾病，如高血压和糖尿病、组织愈合能力、吻合口张力及血运等。

当食管残端和胃（或其余代食管的器官）之间的连接处（吻合口）

出现愈合不良导致瘘口形成，胃液和唾液通过瘘口漏到胸腔或颈部组织间，导致局部感染甚至全身性脓毒血症。如瘘道穿透气管 / 支气管，可形成气管 / 支气管 - 食管吻合口瘘，这是一种严重且危险的并发症。

吻合口瘘的症状包括发热、胸痛、呼吸困难等。当引流通畅时，可见脓性液体从引流管、胸部或颈部切口流出。床旁胸片常可见包裹性液气胸表现。

吻合口瘘的确诊一般需胃镜检查发现瘘口或口服美兰可见蓝染液体从胸管或颈部伤口流出，或穿刺包裹性液气胸有蓝染脓性液体，或口服碘化醇造影剂可见造影剂通过瘘口流至胸腔。CT 显示出明显瘘道痕迹。

食管癌术后吻合口瘘无法完全避免，只能通过良好的围术期管理尽可能降低其发生概率，常用预防措施包括：①合理的营养支持及术前管理：围术期均应给予适宜的营养支持，包括术前进食差的患者，给予肠外营养支持，术后充分的肠外营养供给或肠内营养，利于吻合口愈合。术前积极改善患者一般情况，纠正一些可以纠正的高危因素，包括糖尿病患者监测血糖并使用胰岛素，低蛋白血症患者适当补充人血白蛋白等。但有高血压、高血脂及糖尿病的病人，由于长期高血压、高血脂和高血糖的作用会导致血管硬化及微循环不良，即使术前控制好血压、血糖、血脂，也已无法改变上述已形成的血管硬化，这些病人更容易出现吻合口瘘。②术后要尽量早期下床活动和咳嗽排痰，防止肺动脉栓塞和肺部感染的发生，避免血氧偏低影响吻合口愈合。另外，需保持胃肠减压管和引流管通畅。虽采取上述预防措施，吻合口瘘仍不能完全避免，一旦发生，需要积极配合医护人员进行及时有效地治疗。包括禁食水、持续胃肠减压、抑酸、胃肠外和胃肠营养支持、抗炎、穿刺、冲洗、充分引流等措施。大多数吻合口愈合时间为 1-3 个月，但也有一些严重吻合口瘘愈合时间很长，甚至出现后续危及生命的严重并发症。

2. 气管 / 支气管胸胃瘘的症状与处理方法

食管的正常位置贴邻气管和支气管，当食管切除后用胃管经食管床上提与剩余食管残端吻合后，胸内的胃管也贴邻气管与支气管。当吻合口或胸内胃管的瘘口穿透气管或支气管时会形成气管胸胃瘘或支气管胸胃瘘，其发生率为 0.3%~1.9%。其主要临床表现包括：①频繁咳嗽、呛咳和呼吸困难，尤其在进食或饮水后更为明显。②咯血，痰液中有鲜血或咳出鲜红色血液。③发热，反复发生支气管炎或肺炎。经纤维支气管镜或消化内镜可明确瘘口的大小及位置。一旦出现气管胸胃瘘或支气管胸胃瘘需禁食禁饮、保持胃肠减压，抑酸，抗炎，胃肠外和胃肠营养支持，预防严重肺部感染。

3. 乳糜胸的成因与应对策略

胸导管是一根从腹腔起源经胸腔到达颈根部并入静脉角的运送胃肠吸收的营养成分液体（乳糜液）的管状结构。其与食管位置比邻，部分区域贴近食管，因此，术中切除食管癌时可能损伤胸导管或其分支或变异胸导管导致乳糜液通过胸导管瘘口流到胸腔形成乳糜胸。乳糜胸是食管癌术后一种较为常见的严重的并发症，其发生率为 0.4%-2.7%。多数患者在术后可出现引流液量偏大，颜色淡红浑浊。部分病人有胸闷、气急、心悸、活动吃力，患侧胸部沉重感与不适感。经乳糜液定性实验和临床表现可辨别此并发症。出现乳糜胸后需要家属和患者积极配合医务人员给予及时有效的治疗。

乳糜胸的治疗主要分为保守观察 + 胃肠外静脉高营养支持治疗，或再次手术结扎胸导管等措施。如果引流量 500ml/ 日以下，基本上可以保守治疗一段时间后引流量会逐渐减少而治愈。治疗措施主要为胃肠外静脉高营养支持治疗，必要时补充白蛋白，暂时停用胃肠营养液管饲治疗，以免增加乳糜漏出量和胸腔引流量。若引流量大于 500ml/ 日，但少于 1000ml/ 日，可先保守治疗 3-5 天观察引流量是否有减少趋势，如果逐渐减少，也可继续保守治疗。如果引流量不减或逐渐增多，需要考虑再次手术结扎胸导管。当引流量多于 1000ml/ 日，一般需要急诊再次手术结扎胸导管。

4. 喉返神经损伤的康复建议

中晚期食管癌常常伴有食管周围引流区淋巴结转移，其中，左右喉返神经旁淋巴结转移是最常见转移部位。为达到根治目的，除切除食管癌病变之外，还需要清扫包括所有食管引流区域的淋巴结。其中左右喉返神经旁淋巴结是必须要清扫的区域。因此，在清扫过程中喉返神经可能会受到损伤导致术后喉返神经麻痹。喉返神经损伤也是食管癌术后常见的并发症之一。其主要表现包括饮水呛咳、声音嘶哑、咳痰费力，严重的还会继发出现肺内感染的发生等。其诊断可经喉镜观察双侧声带运动情况予以确诊，此外通过观察临床症状也可基本辨别此并发症。一旦出现上述症状后，患者先不要焦虑，大部分患者一般为一侧声带麻痹或运动减弱，如果没有完全损伤，通常会在术后 3-6 个月完全恢复。部分一侧声带永久麻痹的患者会通过对侧声带代偿或声带内注射特殊药物，让麻痹声带靠拢中间位置后会恢复声音改善上述症状。

5. 幽门梗阻（胃出口梗阻）的识别与干预措施

少数食管癌患者术后会出现幽门梗阻（胃出口梗阻），主要因为患者胃体积小，胃管上提后幽门区域张力过大，部分是因为胃游离后神经血运受损导致。其发生率为 1.7%~6.7%。术后短期内很难发现此并发症，若患者术后每天胃肠减压引流量超过 800ml，或者拔出胃管后进食出现呕吐、反酸、腹胀、胸闷、胸痛等症状，应高度怀疑胃出口梗阻，一般上消化道造影可诊断。

出现上述症状后需禁食禁水，继续持续胃肠减压，胃肠外和胃肠营养支持，胃镜检查排查胃出口情况，一般通过一段时间保守治疗可以治愈。必要时需要手术干预治疗（幽门成形）。

6. 肺部感染的预防与护理重点

肺部感染是食管癌术后最常见的术后并发症，其发生率为

6.5%~27.8%。主要与食管癌手术创伤大、时间长、呼吸功能差、喉返神经损伤咳痰无力等有关。肺部感染的症状包括发热、咳嗽、咳痰、呼吸困难，严重者导致呼吸衰竭。

通过术前康复指导和呼吸道康复准备可以减少肺炎发生率或减轻肺炎严重程度，但不能完全避免。部分病人由于个体差异和免疫力低，术后可能出现重症肺炎，甚至出现呼吸衰竭危及生命。建议所有患者术前接受围手术期康复指导教育和自我咳嗽训练。呼吸功能差的患者需要提前做呼吸道康复准备，包括深呼吸训练、咳嗽训练、适当锻炼、雾化吸入、口服抗生素。

7. 心脏并发症的表现与处理方法

食管癌手术因创伤大、时间长，部分心肺功能差或术前合并有冠心病心梗史或支架治疗或潜在冠状动脉狭窄的患者可能会诱发心肌梗死、心律失常、心衰等心脏并发症。最常见心脏并发症为心律失常（心房颤动、房性早搏、室性早搏），其发生率为3.6%~17.2%。一般经过药物治疗后会逐渐恢复。若出现心绞痛或心梗，主要表现为剧烈胸痛，有时放射至左肩、左上肢及上腹部。同时可伴有胸闷气短、心律失常、血压偏低等，需要及时给予硝酸甘油缓解和支架植入或溶栓治疗及其他对症治疗。既往有冠心病心梗史的患者或因其他心脏疾病（心瓣膜病、肥厚性心肌病等）心功能差的患者可能因手术创伤大或肺炎呼吸衰竭等原因导致心衰，其发生率为0.4%~1.1%。心衰患者可能出现呼吸困难、端坐呼吸不能平卧、下肢水肿、颈静脉怒张等，一般需要强心、利尿和限制输液量等治疗来缓解，重者可发展至多器官衰竭（心、肺、肝、肾、脑等）危及生命。

建议有相关心脏病史或运动受限的患者，术前要详细检查评估心肺功能，评估手术风险。检查包括心衰标志物、24 小时心电图、肺通气功能和弥散功能、心脏彩超及冠状动脉造影。

8. 下肢深静脉血栓形成（DVT）和肺栓塞的防范

食管癌手术因创伤大、手术时间长、病人麻醉状态下肢体活动完全静止，因此，术中极易导致下肢静脉血栓形成，如果术后未及时活动下肢或下床活动，可能导致血栓继续增长，一旦下床活动可能会导致血栓脱落随静脉经心脏流入肺动脉引起肺动脉栓塞。其发生率为 0.2%~0.9%。食管癌手术后下肢深静脉血栓形成（DVT）和肺动脉栓塞是一种严重的并发症。术后深静脉血栓脱落会导致肺动脉栓塞，轻者导致病人呼吸困难，重者可导致呼吸循环衰竭和猝死。下肢深静脉血栓的症状包括患侧下肢肿胀、疼痛、红斑或紫斑等，一旦出现，需要患肢制动抬高、抗凝治疗、患肢输液溶栓，溶栓前可能需要放置下腔静脉滤网防止肺栓塞。一般经过 2~4 周治疗会逐渐消肿缓解。一旦出现肺栓塞，其症状主要为突发胸痛、呼吸困难、血氧饱和度下降（<90%）、血压偏高或偏低或动脉压差偏低等。需要及时溶栓，降压扩血管及对症治疗。必要时需要呼吸机支持治疗。

建议术前有以下高风险因素的患者术前需仔细检查评估，如有长期卧床史、下肢骨关节疾病限制活动、高龄、肥胖、静脉曲张、肺动脉栓塞史、血液高凝状态等，应完善下肢动静脉彩超，术后穿戴下肢弹力袜，及时下床活动或在床上做下肢屈伸活动。依据病情及时给予抗凝治疗。

9. 切口感染的护理

切口感染也是食管癌术后较常见并发症，开放食管癌切除手术较常见，微创食管癌手术切口小，感染概率相对较少，其发生率为1%~1.5%。单纯切口感染发生率不高，常常继发于吻合口瘘或脓胸。一般经过换药后会逐渐愈合，部分切口换药后可再次缝合促进愈合。

三、术后住院期间症状管理与护理

住院期间的症状管理与护理对于食管癌患者的快速康复以及提高日后生活质量至关重要。住院期间，患者、照顾者要与医生、护士共同配合，有效进行症状管理，保证术后康复期间的安全和舒适，预防并发症的发生，增强康复信心，为出院做好准备。除了前文所述的进食管理与并发症管理之外，还需要在患者护理与症状管理方面注意下文所述内容。

术后护理要点

1. 姿势和体位

食管癌术后由于消化道重建，原有的食管胃抗反流机制消失，容易发生反流。因此食管癌术后的患者，在术后应一直保持床头抬高的体位，至少与地面呈 30°。在垫枕的时候，枕头应将上半身整体抬高（图 4-1），要注意不要只抬高头部（图 4-2），否则不仅不会预防反流，错误的姿势还可能影响患者的呼吸。

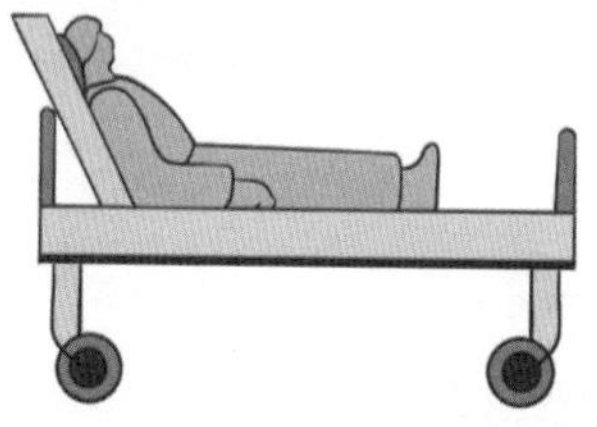

图 4-1 食管癌术后患者正确卧位

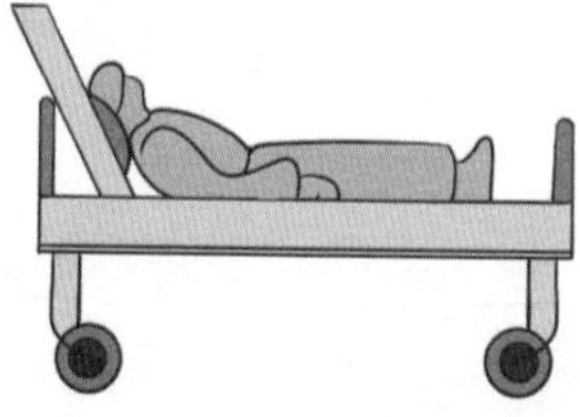

图 4-2 食管癌术后患者错误卧位

2. 早期活动

术后早期开始活动可以促进血液循环，对于恢复活动能力、促进切口愈合、预防血栓等都有很大帮助。术后不能下床时，可在床上进行上肢活动和下肢活动。上肢活动包括抬起患侧手臂、上举和摸对侧耳朵，也可以进行洗脸、刷牙、系扣子等日常活动练习。下肢则可以进行脚趾活动、绷脚背、勾脚趾、旋转脚踝（图 4-3），让双脚像雨刷器一样左右摆动或上下摆动（图 4-4），或是屈膝再放平等等。这些活动都应当量力而行，逐渐增强。

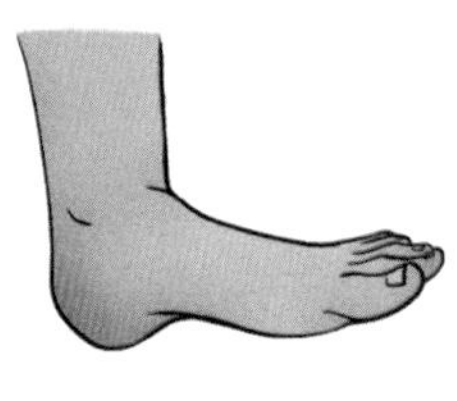

图 4-3 旋转脚踝

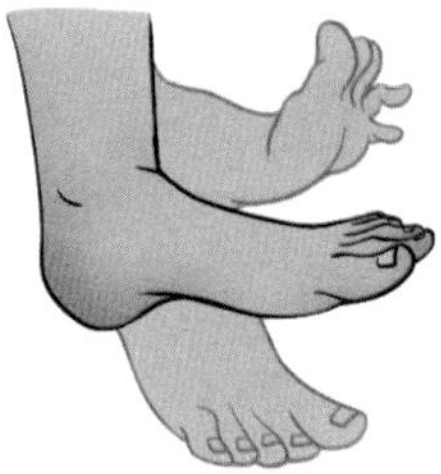

图 4-4 足部上下摆动

初次下床活动时，应先在床上自己坐直，如果不需要倚靠，可以在床旁站起身、原地踏步，再过渡到小范围走动。下床活动前，需整理好身上的各种管路，谨防脱出。活动过程中如感到心慌、气短等不适，需及时回到床上休息并通知医护人员观察处理。

3. 保证夜间睡眠

充分夜间睡眠可以保证精力充足，从而让患者更好的康复。患者应在术后保持规律作息，白天适当增加活动量，固定每天休息的时间。午休的时间不宜过长，一般 1 小时左右即可。白天睡眠时间过长，可能会导致夜间失眠、生物钟紊乱。当疼痛影响睡眠的时候，需告知医务人员遵医嘱使用止疼药物。

4. 心理调节

患者术后可能因身体不适，对康复效果、后续治疗方案迷茫等因素，从而会产生紧张、焦虑、恐惧等负面情绪。负面情绪不利于身体康复。应树立对抗疾病坚定的信心，并积极配合医护人员的治疗和护理。如果对治疗与康复有任何疑问，可随时与医生、护士沟通。也可以与亲友倾诉，或与已经康复的病友交流。可以通过正念冥想等方式放松心情，引导自己摆脱负面情绪的干扰。

症状管理的有效方法

1. 发热的缓解方法

发热虽然是感染的重要指标之一，但是不代表只要是发热就是出现了感染。术后患者出现轻微的发热是正常现象，继续观察即可。如果发生高热，医生会根据情况选择冰袋、擦浴等物理降温方法，或用药物来控制体温。如果患者发生肺炎，通常会导致发热。肺炎的预防与处理见前文所述。

2. 疼痛的全面管理

术后患者会因为切口和留置的引流管而感到疼痛。疼痛会影响患者的休息和活动，从而影响康复进程。任何时候无须忍痛，可以向医护人员反映疼痛的感觉，遵医嘱使用止痛药物。止痛药物不会影响切

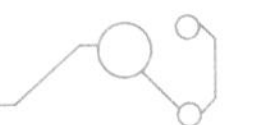

口的愈合。遵医嘱使用止痛药物，成瘾风险极低。所以，要向医护人员表达疼痛的感觉，听从专业人员的建议去缓解疼痛。疼痛感觉较轻时，可以采用听音乐、与亲友聊天、正念冥想治疗等方式去缓解。

3. 恶心呕吐如何应对

恶心和呕吐是全麻术后的常见反应，可能与应用麻醉药或止痛药有关。发生恶心呕吐时，要头偏向一侧或取坐位，防止呕吐物进入气道引起误吸。在恶心或呕吐后，可以先停止活动或进食，休息片刻。如果恶心呕吐有所缓解，可以用清水漱口。饮食应少量多餐、营养丰富、清淡、好咀嚼，避免大块、不熟、过冷、过硬的食物，避免油腻、油炸、辛辣或咸的食物，减少刺激。同时要注意保持口腔清洁，饭后可用清水漱口，早晚刷牙。如果恶心呕吐持续不缓解，应遵医嘱用药；如影响进食，应遵医嘱采取其他形式补充营养，如管饲或肠外营养。

4. 腹泻的护理方法

在管饲补充营养的过程中，腹泻是比较常见的症状。腹泻为全日排便超过 3 次，且粪便质地稀薄。可能与营养液温度较低、速度过快或患者对营养液成分不耐受有关。应通知医护人员，遵医嘱应用止泻药，暂停管饲或调整营养液种类和管饲方式，包括速度、温度和浓度。腹泻严重时需遵医嘱补充水分和电解质。

5. 胃部不适的综合调理

手术后，患者可能会出现饱腹过快、反流、胃部不适、腹胀、腹泻或倾倒综合征等问题，可以与专业人士沟通，遵医嘱用药，处理不适反应。在开始恢复饮食时，一定要注意细嚼慢咽、少食多餐，避免让胃部过于膨胀，产生不适感。请注意，“少食”的标准也因人而异，因此要慢慢吃饭，掌握胃部的感受，逐渐增加每餐食量。饭后不应马上平躺，建议保持直立或靠坐一段时间，预防反流的发生。生冷辛辣、高油高糖高盐食物及乳制品也可能会引起胃肠不适，住院恢复期间应注意避免。

6. 进食困难的营养支持

手术、疾病本身都可能使患者感到食欲不振或胃部不适，进而影响进食。如果感觉吞咽困难，请及时告知医生处理。如果没有食欲，可以在保证营养充足、清淡易消化的前提下，选择自己喜爱的食材，制订适合自己的食谱，保证健康、均衡、足量的膳食。记录每日的饮食情况并汇报给医护人员，如果摄入不足，可以根据医嘱进行营养补充。

四、术后居家症状管理与自我护理

食管癌患者术后出院回家后，仍需要康复一段时间才能逐步回归正常生活。因为消化道重建等各种原因，患者的体重和生活质量在一定时间内可能会有所下降，且可能伴随以下各种不适和相关的症状。正确认识和处理这些居家期间的症状，对于患者尽快康复至关重要。

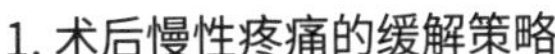

1. 术后慢性疼痛的缓解策略

由手术引起并继发于术后急性疼痛，持续时间 >3 个月的疼痛为术后慢性疼痛。食管癌手术在胸、腹腔内均有操作，手术创伤所致神经病理性损伤会导致术后慢性疼痛发生，食管癌术后患者慢性疼痛发生率为 25%~65%，疼痛不只局限于手术切口区域，切口前面的肋弓和后背附近也会疼痛，严重者还可导致睡眠障碍、食欲缺乏等。对于术后慢性疼痛，可通过以下方法缓解：保证充足的睡眠；保持良好的心态；合理使用止痛药；转移注意力等。

2. 疲乏如何恢复活力

外科手术后患者在康复过程中出现不同程度的肌肉无力、睡眠时间延长、注意力涣散、行为与思维缺乏主动性或反复发作的疲乏和躯体疼痛、失眠、情绪抑郁和免疫功能异常等症状。食管癌患者由于手术创伤大、机体功能下降、心理压力大等原因，术后发生疲乏的概率较高，尤其是接受术前新辅助放化疗或化疗加免疫治疗的患者或是高龄患者发生率更高。运动锻炼和呼吸功能锻炼是改善术后疲劳综合征的重要护理措施，同时通过均衡饮食、补充营养、按摩疗法等缓解术后疲劳。

3. 吞咽困难 / 吞咽梗阻的预防方法

食管癌手术会切除食管的一部分，将剩余的食管与胃或其他替代器官（空肠或结肠）通过手工缝合或吻合器钉在一起，形成一个吻合口，食管术后吞咽困难发生的原因可能与以下几方面有关：吻合口瘢痕形成；手术后反流引起；颈部肌群、吞咽肌没有完全适应新消化道。主要表现为吞咽费力、进食速度缓慢、咳嗽、喘鸣、鼻腔反流、食物通过受阻、哽噎等，因此容易发生误吸、误咽、窒息等情况，严重时还可能出现营养不良、吸入性肺炎等并发症。因此，食管癌术后应严格遵医嘱做好分阶段进食，不要长期进食流质/半流饮食，正常饮食阶段可多进食面团类的食物，逐步锻炼和恢复吞咽功能，如发生严重的吞咽困难，应及时到医院在胃镜下进行吻合口扩张，及早恢复进食，保证营养摄入。

4. 反流的预防方法

食管癌术后往往存在胃酸反流的症状，这是因为消化道重建，生理结构的改变使消化道抗反流功能下降，患者易出现消化道反流产生恶心、呕吐感，导致食欲下降。因此，生活中要注意：餐后散步，促进消化和排空，睡前 2 小时不进食，进食 2 小时内勿平卧，同时睡眠时取半卧位（可使用斜坡枕），抬高床头至少 30°，食管癌术后患者可逐步降低床头高度，至恢复平卧位，但是有部分患者须终生取半卧位以防止反流发生。减少酸性食物摄入，如橙汁、番茄酱。避免辛辣刺激食物。另外，咖啡、薄荷糖和巧克力也可能会导致反流，应尽量避免。

5. 食欲下降的改善方法

食欲下降是饥饿感减退或丧失、早饱，或主观意愿上进食部分改变或完全丧失。食管癌手术涉及消化道重建，术后患者的胃被提至胸部或颈部，胃容积量明显下降，患者可能会出现食欲下降。食欲下降会引起营养不良，影响术后治疗以及预后。可以通过调整食物的色香味和质地增强食欲，少食多餐、优先摄入营养密度高且患者喜爱的食物，还可以通过进行身体锻炼来维持和改善食欲，并根据健康状况和身体功能水平增减运动强度，同时定期监测体重，以此来保证营养摄入，提高生活质量。必要时寻求医生帮助，遵医嘱用药以改善食欲。如影响营养状况，应咨询营养门诊，必要时补充其他方式的营养支持。

6. 体重减轻需均衡膳食

由于食管癌患者的大部分食管切除和消化道重建对消化功能响应较大，有研究表明，2/3 的食管癌患者在手术后 6 个月内失去了超过 10% 的术前体重，1/5 的患者失去了超过 20% 的术前体重。食管癌手术中，胃的大部分被重建成一个管，以取代切除的食管和部分胃，这会导致胃的正常容量丧失，出现胃体积减少、食物摄入延迟、胃排空受损、吞咽困难和胃食管反流等症状，会导致严重的消化问题，从而引起患者体重减轻。体重减轻会降低术后生活质量、治疗耐受性及生存率，因此，食管癌术后健康的饮食是非常重要的，保证充足且均衡的膳食，定期监测体重，必要时到医院营养门诊就诊。

7. 倾倒综合征的预防措施

倾倒综合征是指在进餐后食物（尤其是高糖食物）从胃部过于快速进入小肠的状况，也称为胃快速排空，分为早期倾倒综合征和晚期倾倒综合征。早期倾倒综合征发生在进食后 30 分钟内，其症状包括心悸、腹泻、恶心和痉挛。晚期倾倒综合征发生在进食后 3 小时内，会引起头晕、饥饿、出冷汗和昏厥。预防倾倒综合征应做到：少量多餐，每日 5~6 次，进食缓慢，以高蛋白质、高脂肪为主，避免大量摄取碳水化合物。一旦出现症状，立刻补充糖分即可缓解。

你知道吗？

1. 食管癌术后并发症可以避免吗？

食管癌手术创伤大、时间长、涉及颈胸腹部三个区域，因此，围手术期并发症多且无法完全避免，但可以通过严格的术前准备、术中监护和术后管理尽可能地减少食管癌术后并发症的发生，提高手术成功率和患者康复率。

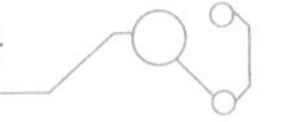

2. 食管癌患者和家属提前了解术后并发症的必要性和价值?

提前了解食管癌手术后可能出现的并发症对患者和家属具有重要价值。首先，对于患者来说，了解可能出现的并发症可以帮助其更好地做好手术后的准备工作，同时也有助于他们查看并监测可能出现的症状，及时在医生的指导下采取措施进行干预和治疗。

其次，对于家属来说，了解可能出现的并发症可以让他们更好地为亲人提供帮助和照顾。在发现亲人出现并发症的情况下，他们可以更快地采取正确的措施，帮助患者避免并发症进一步恶化和处理可能出现的紧急情况。

此外，对于医生来说，患者和家属对食管癌手术后可能出现的并发症了解越多，医生就能更有效地解释和描述手术风险以及术后恢复的过程，以便患者和家属作出明智的决策，并更加合理和科学地实施康复计划。

因此，提前向患者和家属详细介绍食管癌手术后可能出现的并发症和相应的预防和治疗措施，有利于全家人共同努力，让患者更顺利度过康复阶段。

3. 食管癌术后的各种管道有什么用处?

每一条管道都是根据不同需要而设，需要好好保护，防止脱出、折叠、扭曲并保持通畅。这些管道的使用需要经过专业医护人员的监护和操作，以确保患者的安全和康复。

- **胸腔引流管：**胸腔引流管的作用是排除手术后胸腔积液、气体等物质，防止压迫肺组织影响呼吸。也可以观察胸腔引流物的性状，辅助病情判断。如果留置胸腔引流管，则拔管时间需要根据患者的具体情况来决定。拔管时间通常是在胸腔积液排出到一定程度，且患者的胸腔情况已经好转后，才能拔除引流管。

- **腹腔引流管：**腹腔引流管的作用是排出腹腔内的液体、血液等物质，以预防感染、减少并发症的发生。拔出腹腔引流管的时间需要根据患者的具体情况来决定，一般情况下，拔管时机主要取决于腹腔引流液量、患者的病情及术后并发症的情况。

- **胃管：**胃管可以用于排空胃内容物、减轻胃肠道负担、预防术后呕吐，有助于预防吻合口瘘的发生。需要持续数天或数周的时间，具体时间需要根据患者的情况而定。

• **鼻饲营养管：** 鼻饲营养管可以在术后提供患者所需的营养支持，以促进恢复和预防营养不良。留置时间需要根据患者的情况、手术方式和恢复情况来确定。一般而言，鼻饲管留置的时间可以长达数周或数月，通常要在营养支持达到预期目标后才可拔除，具体时间需要医生根据患者的实际情况来决定。

• **尿管：** 保留在膀胱内，用于排空膀胱、引流尿液，每天护士会记录尿量、测算体液丢失。通常在术后 1~2 天拔尿管，但是以前有前列腺增生、排尿困难病史的病人，医生可能会根据具体情况延迟拔管。

4. 为什么术后要早期下床活动和呼吸功能锻炼?

食管癌手术后早期下床活动和呼吸功能锻炼可以有效预防和减少术后并发症的发生，提高患者的生活质量。主要原因如下：

• **预防深静脉血栓形成：** 手术后长时间卧床会增加静脉血栓形成的风险。早期下床活动可以促进血液循环，预防深静脉血栓形成的发生，减少下肢水肿，避免出现肺栓塞等并发症。

•**提高肺活量：**呼吸功能锻炼包括深呼吸、咳嗽、痰液排出等训练，有助于清除呼吸道分泌物和痰液，预防肺部感染和肺不张等并发症的发生。同时，呼吸功能锻炼可以增加肺活量和呼吸肌力，预防呼吸衰竭。

•**增强肠道蠕动和排便功能：**早期下床活动可以刺激肠道蠕动，促进排气、排便，避免便秘等并发症的发生。

•**缩短住院时间：**早期下床活动和呼吸功能锻炼可以促进术后功能的恢复，减少住院时间。同时，缩短住院时间有助于减少医疗费用和减轻患者的经济负担。

因此，食管癌手术后患者应尽早下床活动和进行呼吸功能锻炼。患者应在医生或康复治疗师的指导下进行适当的锻炼和活动，以提高恢复效果，减少术后并发症的发生。

5. 食管癌术后疼痛可用止痛药吗?

食管癌术后疼痛是常见的，常常需要用止痛药进行缓解。一般情况下，医生会根据患者的疼痛程度和个人情况，选择适当剂量和类型的止痛药进行治疗，您必须知道的是，止痛药不会影响伤口愈合，相反的，疼痛缓解后得到充分休息且可早日下床活动，对您的恢复都是很有帮助的。当然，在使用止痛药的过程中，需要知道的是，千万不能强忍疼痛，患者应积极向医生反映止痛药的效果和副作用，以便及时进行调整和监测。

6. 拍背咳嗽时很痛，还要继续吗？

需要正确有效的拍背

正确的拍背方式：拍背时一定要避免用力过猛，手法要柔和，以避免对患者的伤害。拍背的要点是以双手掌贴背，手掌呈杯状，沿背部肋骨向上下或交叉拍击，不要触及到伤口部位，每个部位拍击20次左右，每次拍背可持续3~5分钟。

拍背咳痰的必要性：有助于预防肺部并发症，促进患者的康复。

7. 术后的切口护理该注意什么？

术后切口护理是非常关键的，其目的是预防感染和促进切口愈合。

以下是食管癌术后切口注意事项：

- **切口清洁：**术后，应该保持切口周围的皮肤干燥、清洁，避免感染。可用无刺激性消毒液对切口进行清洗。

• **切口包扎：** 术后要及时包扎切口，并注意包扎方式要正确，不能过紧或过松。如果需要更换包扎，应该在医生的指导下进行。

• **定期更换切口敷料：** 切口敷料应该隔一段时间更换，以保持干燥清洁。

• **观察切口状况：** 术后密切观察切口，判断切口是否出现发红、肿胀、分泌物增多等异常情况，并及时向医生反映。

• **定期清洁切口周围环境：** 切口周围的物品要保持清洁，特别是卫生间、病床等地方，以预防细菌感染。

• **促进切口愈合：** 可以适当进行患侧肢体的康复训练和运动，促进切口愈合。

第二章 放疗后的康复

食管癌放疗产生的副反应，比如发生率较高的放射性食管炎，并不会在放疗结束后马上消失，而是会在治疗结束后再持续1个月左右。副反应消失的速度，取决于患者的年龄、身体情况、放化疗方案强度以及营养支持是否充足等。营养不良患者、老年患者、颈段食管癌放疗患者通常康复速度较慢，可能需要2~3个月，甚至更长。

有部分食管肿瘤放疗后退缩较好的患者，因食管纤维化发生食管狭窄（非肿瘤造成），会影响患者进食。此种情况一般建议以软食、半流食搭配肠内营养剂为主，以保证营养摄入。必要时可通过内镜食管扩张来缓解进食梗阻的问题。

食管癌放疗后一般建议复查CT的频率是2年之内每3个月复查1次，2~5年期间每半年复查1次，5年以后每年复查1次。胃镜建议的频率是每半年到1年1次。在此期间，患者要监测体重，保持良好的营养状态、心理状态以及适当运动的习惯，这都有助于人体免疫力的提高，帮助降低肿瘤复发概率。

复查期间还需要重视一些症状的发生，比如再次出现吞咽困难、吞咽疼痛、声嘶、锁骨上触及肿物等，需要立即到医院就诊。部分患者因为肿瘤复发被及时发现，经过积极、有效地治疗后，仍然能获得较长的生存。

你知道吗?

1. 食管癌患者放疗结束以后，还需要进行营养支持吗?

在食管癌放疗刚刚结束后的2周内，会有部分患者的放射性食管炎症状加重（主要表现为进食疼痛持续不缓解），这是放疗产生的迟发或延迟效应造成的。不过不用担心，随着时间延长，上述情况会逐渐恢复。因此，即使放疗已经结束，仍然需要注意可能出现的营养不良风险，需要继续进行口服或管饲营养液的营养支持，直至患者完全恢复正常饮水进食

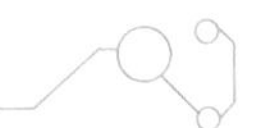

的能力。医生或营养师可帮助患者制订合理的营养随诊计划，在患者治疗结束后定期监测其营养状态，以便及时发现体重下降或摄入不足等营养问题，尽早采取干预措施，必要时可同时进行静脉营养支持。

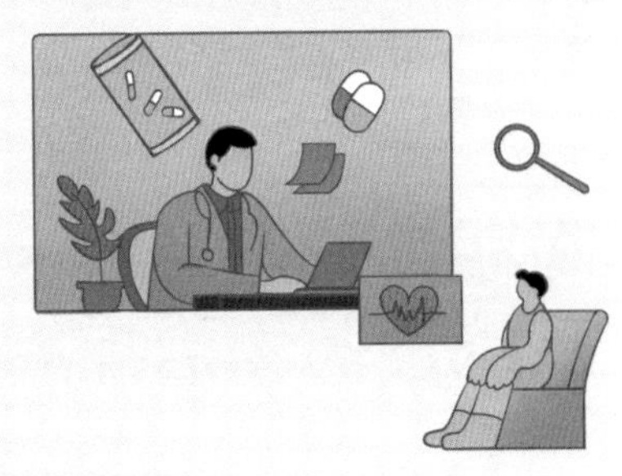

2. 食管癌放疗完已经恢复进食了，但后来又出现吞咽困难是怎么回事？

放疗后患者再次出现吞咽困难或进食梗阻的症状，需要鉴别以下几种情况：①肿瘤复发。因食管局部肿瘤再次增长，导致管腔堵塞，造成进食困难。②食管放疗后狭窄。因肿瘤组织被放射线杀死后，被增生的纤维组织所代替，这种组织没有“弹性”，并产生挛缩，造成食管管腔狭窄。③吞咽肌群功能失调导致吞咽障碍。部分高位食管癌患者照射喉部后，造成吞咽肌群硬化，失去正常辅助吞咽的功能，可能造成进食困难、误吸等问题。患者行胃镜检查即可明确前两个病因。第三个原因需要进行专业的吞咽障碍测试来明确。

第三章
晚期食管癌患者系统性药物治疗后康复

系统性治疗的药物都有其独特的不良反应。骨髓抑制、胃肠道反应、肝肾功能损害是化疗相对常见的不良反应；免疫治疗和靶向治疗药物的毒性谱与化疗有所不同。大多数不良反应是可以预防的。在患者接受治疗前，医生会根据治疗方案强度选择合理的预防措施以尽可能避免不良反应（如恶心、呕吐、便秘、骨髓抑制、神经毒性等）的发生，保证治疗期间患者的安全和生活质量。治疗期间医生会根据治疗方案的不良反应特点，定期进行实验室检查，必要时应给予相应的对症支持治疗。

一、化疗的不良反应与处理

化疗的不良反应主要为消化道反应、骨髓抑制、乏力等等。不同的化疗药物的不良反应也有所不同。

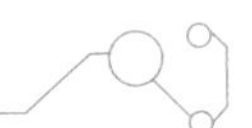

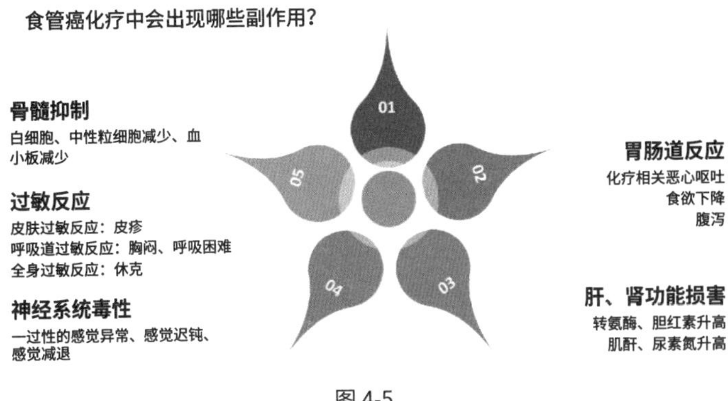

图 4-5

(1)治疗食管癌最常用的化疗药物是顺铂，顺铂的不良反应主要是消化系统反应，常常表现为食欲下降、恶心、呕吐、腹泻等，少数情况下有肾毒性、耳毒性等，有听力欠佳、肾功能不全的患者慎用。其他铂类药物与顺铂的不良反应谱不完全相同，可以参考说明书了解。

(2)紫杉醇是食管癌化疗中另一个重要的药物，消化系统反应轻微，但是可能有周围神经毒性，主要表现为手足麻木。轻度的周围神经毒性可口服补充维生素 B_{12} 或者根据情况将紫杉醇减量，如果手足麻木影响运动，则需要停药。其他不良反应包括腹痛、关节疼痛、血液学毒性等，给予对症治疗即可。严重的血液学毒性需要减量甚至停药。

(3)氟尿嘧啶是治疗食管癌的常用药物，主要是消化系统不良反应，尤其是腹泻。饮食方面要注意避免不洁饮食、避免进食凉菜、乳制品等容易引起腹泻的食物，化疗时密切观察是否有大便次数增多或者稀便、水便等，一旦腹泻，要立即就诊并接受止泻及其他对症支持治疗。

⑷伊立替康可引起急性胆碱能综合征（早发性腹泻及出汗、腹部痉挛、流泪、瞳孔缩小及流涎）、迟发性腹泻等，前者需要及时发现并应用阿托品类药品对症治疗；后者需要引起重视，通常发生在化疗后5~7天，常表现为多次水样便，一旦出现，应及时就诊，可口服盐酸洛哌丁胺进行对症治疗。

化疗的不良反应具体预防和处理措施如下：

⑴骨髓抑制：医生会建议患者化疗后每周复查1~2次血常规。根据具体化疗方案及患者血象变化的特点，复查时间间隔可酌情增减。若出现3、4度白细胞或中性粒细胞降低应停用化疗药物，对症给予粒细胞集落刺激因子（G-CSF），并视具体情况延迟或减量下一周期化疗。当血小板＜50×10^9/L时应给予血小板生成素受体激动剂（TPO-RA）或重组人血小板生成素（rhTPO）等药物治疗，酌情使用止血药物。根据患者的血象结果和化疗方案的特点，也可预防性使用上述升白细胞及升血小板药物。

⑵胃肠道反应：化疗相关恶心呕吐，可发生于化疗后数小时或数天。医生会单独或联合应用5-HT3受体拮抗剂类（帕洛诺司琼、昂丹司琼）、糖皮质激素及神经激肽-1受体拮抗剂（福沙匹坦、阿瑞匹坦）、甲氧氯普胺、苯海拉明等止吐药物。

⑶食欲下降：尤其是术后患者，手术改变造成消化系统异常，若此时需要进行化疗，症状会加重。医生会推荐患者服用增强食欲的药物（甲地孕酮），并加强营养支持治疗，如口服营养制剂、放置胃或

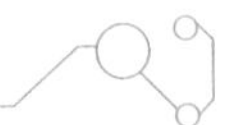

空肠营养管并通过营养管进行营养支持，必要时应静脉营养支持。

⑷腹泻： 医生会推荐患者服用止泻药，并补充足量液体及纠正水电解质紊乱。如果腹泻超过每日 5 次或出现血性腹泻，医生会停止化疗。如果合并肠道感染，则需增加使用抗生素和调节肠道菌群的药物。治疗期间患者应注意避免进食寒凉和粗纤维丰富的食物。

⑸肝、肾功能损害： 化疗前医生会通过抽血了解患者有无肝炎病史。治疗期间建议每化疗周期复查 1 次肝肾功能。一旦出现肝功能损害，医生会全面评估肝功能，并予以保肝药物治疗。在使用肾毒性药物，如顺铂时，医生会大量补液（水化）。如果患者治疗前已存在肾功能不全，医生会避开有肾毒性的药物。

⑹神经系统毒性： 如果患者需要应用奥沙利铂、紫杉醇等存在神经系统毒性药物，医生会告知患者避免接触寒冷物品，并给予营养神经药物。若出现严重神经毒性，医生会停止该化疗药物应用。

⑺过敏反应： 使用易引起过敏的化疗药时，医生会使用糖皮质激素、H2 受体拮抗剂、苯海拉明预处理，可降低过敏反应的发生，并在给药后 2 小时内密切观察患者的反应，一旦发生过敏，会立即停药，并予以肾上腺素、糖皮质激素、吸氧、升压药等抢救。

二、免疫治疗的不良反应与处理

免疫检查点（PD-1）抑制剂可能引发免疫相关不良反应。PD-1

抑制剂可异常增强自身正常的免疫反应，导致免疫耐受失衡，累及正常组织时表现为自身免疫样炎症反应，被称为免疫相关不良反应（immune-related adverse events, irAEs）。

免疫相关不良反应可发生于任何器官系统，临床表现多样。常见发生于皮肤、肠道、内分泌、肺和肌肉 - 骨骼；而心血管、血液、肾脏、神经和眼科的免疫相关不良反应也存在，但发生频率明显较低；其严重程度不一，大部分免疫相关不良反应的严重程度为轻微 - 中等，但也有罕见危及生命的 irAEs（如严重结肠炎、肺炎、脑炎、中毒性表皮坏死松解症、心肌炎和表现为糖尿病酮症酸中毒的自身免疫性Ⅰ型糖尿病等）。

医生会对所有接受免疫检查点抑制剂的患者在治疗期间监测血常规、肝肾功能、心肌酶谱和甲状腺功能；如患者出现疲劳等非特异性症状，医生会考虑检测促肾上腺皮质激素和皮质醇；如出现呼吸急促、咳痰、发热、胸痛、咯血等症状，应考虑进行胸部影像学检查。如诊断免疫相关不良反应，可根据病情暂停或永久停用免疫检查点抑制剂，并针对不良反应进行糖皮质激素等免疫抑制治疗。

三、靶向治疗的不良反应与处理

靶向药物的不良反应和预防、处理措施如下：

(1)抗 HER-2 药物：曲妥珠单抗

输注反应：一旦发生，医生会根据患者不同情况给予相应处理，

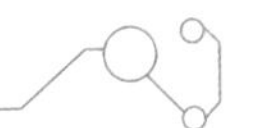

并对患者进行监护直至症状完全消失：对发生轻至中度输注反应者降低输注速率。对呼吸困难或临床明显低血压者中断输注。对发生重度和危及生命的输注反应者：强烈建议永久停止曲妥珠单抗的输注。

心脏毒性：曲妥珠单抗开始治疗前应进行左室射血分数（LVEF）的检测，每 3 个月复查心脏彩超，监测 LVEF。必要情况时，应停止曲妥珠单抗治疗至少 4 周，并每 4 周检测 1 次 LVEF。一旦出现临床显著的左心室功能下降时，应停止曲妥珠单抗治疗。

⑵抗 HER-2 药物 ADC 药物：维迪西妥单抗

维迪西妥单抗常见的实验室检查类不良反应包括血液学异常（白细胞计数降低、中性粒细胞计数降低）、转氨酶（天门冬氨酸氨基转移酶、丙氨酸氨基转移酶）升高。常见的临床症状、体征类不良反应包括脱发、乏力、感觉减退等。

血液毒性：医生会建议患者用药后每周复查 1~2 次血常规，根据其异常结果给予相应处理。

转氨酶升高：治疗期间建议每化疗周期复查 1 次肝功能。一旦出现转氨酶升高，医生会全面评估肝功能，并予以保肝药物治疗。

感觉减退：与本品相关的感觉异常主要表现为感觉减退（麻木），部位多见于手、足。一旦出现，医生会给予营养神经药物。若出现严重神经毒性，医生会停止该药物应用。

⑶抗血管药物：雷莫西尤单抗、安罗替尼、阿帕替尼

高血压：治疗前的医生会询问患者既往有无高血压病史及用药情况。治疗过程中患者注意每天自测血压、做好记录，发现异常及时复诊，合理用药，尽可能保持血压稳定。一旦出现高血压，医生会指导患者服用降压药物

蛋白尿：用药前医生会为患者进行尿蛋白的检测。用药期间，如果出现泡沫尿，24 小时蛋白尿水平＞ 2g，建议暂时停药，采用 ACEI 和 ARB 类降压药治疗。出现严重蛋白尿（肾病综合征），应该停药。

手足皮肤反应、皮下出血：在治疗前及治疗过程中要注意每日观察皮肤有无变化，穿宽松、柔软、透气的衣服和鞋子，减少皮肤摩擦。还要避免手、足部接触热水刺激皮肤，以及避免过度的体力劳动。如发现皮肤异常，需告知医生，并加强皮肤护理，保持皮肤清洁，避免继发感染，避免按压和摩擦；局部使用含有尿素和皮质类固醇成分的乳液或润滑剂；发生感染时局部使用抗真菌药或抗生素治疗，建议在皮肤专科医师指导下使用；如症状未缓解，应重新调整剂量后继续用药。如果减量后手足皮肤反应仍持续，应停药。

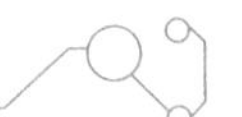

你知道吗？

1. 晚期食管癌患者能够通过系统性药物治疗治愈吗？

目前，晚期食管癌的预后较差，长期生存率较低。但是仍然有部分对药物治疗比较敏感的晚期患者，在接受规范的系统性药物治疗后，获得长期生存，达到临床治愈。即使不能获得长期生存，大部分患者在接受规范的系统治疗和支持治疗后，也能都延长生存，提高生活质量。

2. 有基础疾病的患者可以接受免疫治疗吗？

自身免疫性疾病、病毒性肝炎、接受过造血干细胞移植或器官移植、HIV 感染史的人群都可能是免疫治疗潜在获益的人群，在专科医生充分评估后可以考虑接受免疫治疗。

第四章

食管癌治疗后随诊和复查管理

食管癌患者治疗后，需要在医生的指导下进行有规律、有目的的定期随诊和复查管理，以确保疾病的控制和预防复发。在现实世界中，许多患者对自己术后、放疗后或者其他治疗后的后续随诊和复查项目和周期等都不是很清楚，十分茫然。因此，制订较完善的食管癌患者治疗后随诊和复查管理方案，对监测患者治疗后的生存状况、生活质量并以此制订相应的治疗和指导策略，有着重要的意义和价值，关乎食管癌患者的生存获益。

食管癌治疗后的随诊和复查管理主要包括临床检查、影像学检查（颈胸腹增强CT、颈部B超、上消化道造影）、实验室检查（血常规、肝肾功能、食管肿瘤标志物、免疫治疗后相关内分泌系统器官功能检查）等方面。如果怀疑复查转移，必要时需要胃镜、脑核磁和骨扫描或PET-CT、穿刺活检等检查。通常，随访在治疗后的第一年较为频繁，

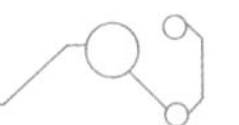

随着患者病情的稳定，随访次数可能会减少，但具体随诊和复查方案应根据患者的治疗方式、肿瘤分期及治疗后的病情调整。较为重要的是，患者应尽量参加所有预定的随诊，并向主治医生报告任何新的或恶化的症状。

一、常见治疗方式的随诊和复查管理方案

1. 手术治疗后的随诊和复查管理

（1）术后第 1 个月复诊，目的是沟通是否需要术后辅助治疗和观察患者恢复及进食和营养状况，并给出相应治疗和促进康复方案。此后 2 年内每 3 个月随诊、复查 1 次；2~5 年期间每半年随诊、复查 1 次，5 年后可每年随诊、复查 1 次。

（2）随诊和复查的内容包括患者的一般身体状况、体格检查、血液生化指标、影像学检查等，必要时行内镜检查。

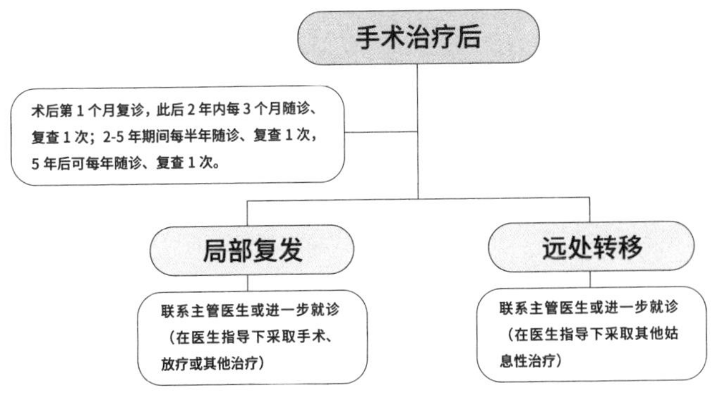

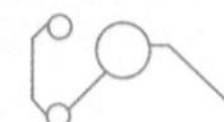

2. 放化疗、化疗治疗及其他治疗后的随诊和复查管理

（1）治疗结束后的2年内每3个月随诊、复查1次，2年后每半年随诊、复查1次，5年后每年随诊、复查1次。

（2）随诊、复查的内容包括患者的一般身体状况、体格检查、血液生化指标、影像学检查和内镜检查等。

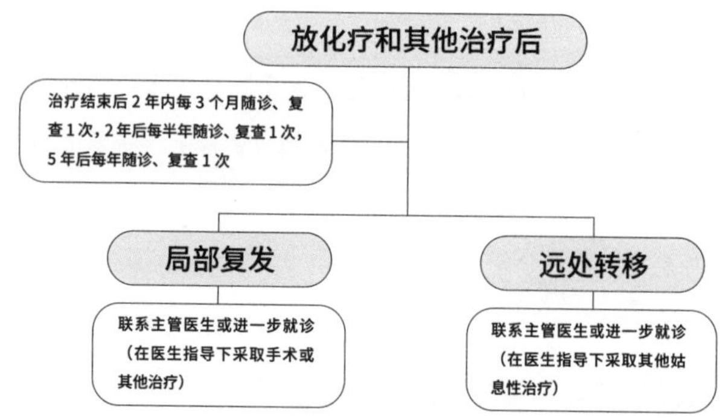

二、随诊和复查后存在肿瘤复发、转移后处理

根据病情进展情况，联系治疗主管医师进行后线治疗，或在主管医师指导下转诊到其他相应科室进行后续治疗。

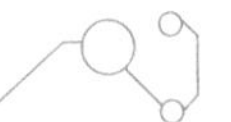

三、具体复查项目的目的及意义

1. 临床检查：一般情况和体格检查可以检查癌症复发的任何迹象，如颈部、胸部或腹部的肿块、吞咽或呼吸困难、体重减轻或疲劳。

2. 影像学检查：如计算机断层扫描（CT）、磁共振成像（MRI）或正电子发射断层扫描（PET）可用于检测癌症复发或进展的任何迹象。这些检查可以提供食管、临近组织、易转移部位和淋巴结的详细图像。

3. 内镜检查：内镜检查可以检查食管内部是否有癌症复发或手术并发症的迹象。这可以通过活检来确认或排除癌细胞的存在。

4. 实验室检查：血液化验和肿瘤标志化验可用于监测对治疗的反应和检测癌症复发或进展的任何迹象。

5. 穿刺活检：对可疑转移灶进行 CT 或 B 超引导下细针穿刺活检明确是否转移。

你知道吗?

1. 术后随诊和复查的目的是什么?

从医生的角度出发,在食管癌治疗后,无论是手术、放疗、化疗、免疫治疗,还是综合治疗后,患者的随访的指标包括复发、转移率、生存率和生活质量等,其实就是患者比较关心的通过治疗后还能活多久、会不会复发、能不能正常生活等问题。术后随诊和复查的意义就在于,医生根据恢复情况,给予必要的指导,从而改善病人的生活质量。此外,如果监测出了复发和转移,可以尽早干预,同样达到延长生存的目的。

2. 手术患者术后复查包括哪些项目?

术后患者的常规的客观检查包括:颈、胸、腹增强 CT,颈部 B 超,上消化道造影,血常规,肝肾功能,食管肿瘤标志物等,有免疫治疗的患者可能需要免疫治疗后相关内分泌系统器官功能检查等。如果有进食哽咽感或怀疑复发转移,可能需要胃镜、脑核磁和骨扫描或PET-CT、穿刺活检等检查。